HYSTÉRECTOMIE VAGINALE

TOTALE OU PARTIELLE

DANS LE

CANCER DU COL DE L'UTÉRUS

(VALEUR COMPARÉE)

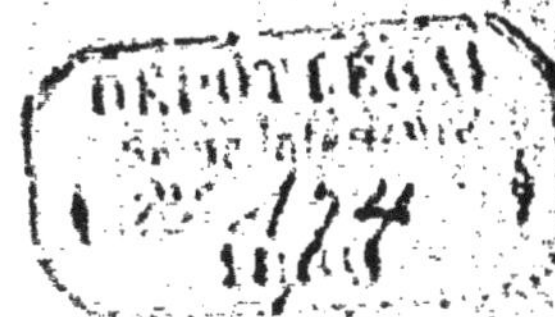

PAR

Le Dr Maurice BARRAUD

Ancien interne des Hôpitaux de Bordeaux et de Paris
(Enfants-Malades, 1885, Maternité de la Pitié, 1888)
Lauréat (bis) de la Faculté de médecine de Bordeaux
et de la Société de chirurgie (prix Gerdy, 1887)

PARIS

G. STEINHEIL, ÉDITEUR

2, RUE CASIMIR-DELAVIGNE, 2

1889

HYSTÉRECTOMIE VAGINALE

TOTALE OU PARTIELLE

DANS LE

CANCER DU COL DE L'UTÉRUS

(VALEUR COMPARÉE)

IMPRIMERIE LEMALE ET Cie, HAVRE

HYSTÉRECTOMIE VAGINALE

TOTALE OU PARTIELLE

DANS LE

CANCER DU COL DE L'UTÉRUS

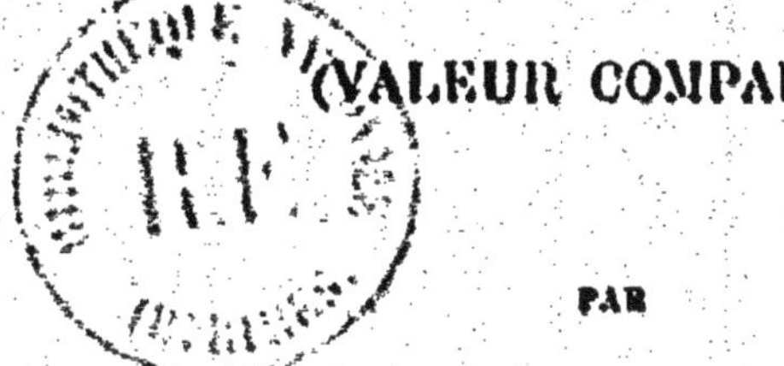

(VALEUR COMPARÉE)

PAR

Le Dr Maurice BARRAUD

Ancien Interne des Hôpitaux de Bordeaux et de Paris
(Enfants-Malades, 1885, Maternité de la Pitié, 1888)
Lauréat (bis) de la Faculté de médecine de Bordeaux
et de la Société de chirurgie (prix Gerdy, 1887)

PARIS

G. STEINHEIL, ÉDITEUR

2, RUE CASIMIR-DELAVIGNE, 2

1889

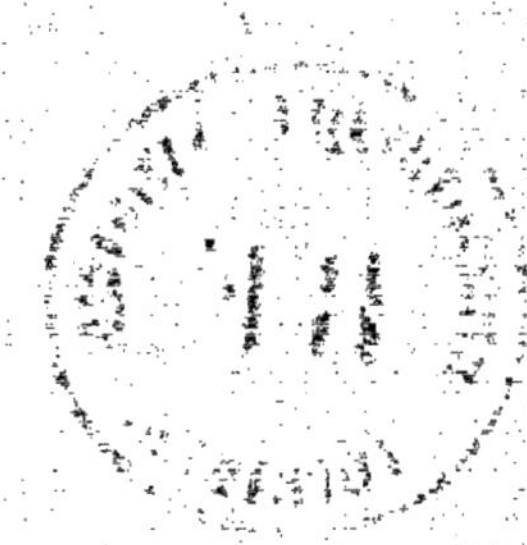

HYSTÉRECTOMIE VAGINALE

TOTALE OU PARTIELLE

DANS LE

CANCER DU COL DE L'UTÉRUS

(VALEUR COMPARÉE)

INTRODUCTION

Une mportante discussion a été soulevée à la Société de chirurgie (séance du 16 octobre) par la lecture d'un mémoire de M. le Prof. Verneuil sur le traitement chirurgical du cancer du col de l'utérus. Bien que l'auteur n'ait eu d'abord en vue que de réhabiliter l'amputation infra-vaginale pratiquée au moyen de l'écraseur linéaire de Chassaignac, opération dont il a pu apprécier les excellents résultats palliatifs et même curatifs, le débat a rapidement pris une plus grande extension. Le parallèle entre l'hystérectomie partielle et l'hystérectomie totale s'imposant, la plupart des membres de l'assemblée sont venus à la tri-qune justifier par leurs statistiques personnelles, le bien fondé de leurs préférences. MM. Terrier, Bouilly, Richelot, Trélat, Pozzi, Reynier ont défendu l'hystérectomie vaginale totale à la vérité bien plus périlleuse, mais aussi plus efficace dans ses résultats éloignés.

M. Richelot a même nettement posé la question de la cure radicale dont l'espoir est le seul mobile qui autorise à pratiquer cette opération. « Si elle ne devait, dit-il, ne fournir que des résultats palliatifs, je préférerais, pour ma part, l'intervention la plus simple et je me rangerais à l'avis de M. Verneuil. » MM. Tillaux, Polaillon, Marchand, Kirmisson, découragés par les récidives rapides qu'ils ont observées à la suite de l'extirpation des utérus cancéreux ont préconisé l'intervention limitée ; ils ne rejettent pas d'une façon complète et absolue l'hystérectomie totale qui leur paraît seule applicable dans certains cas, mais ils en restreignent beaucoup la pratique, à l'inverse de M. Pozzi qui, formulant une proposition toute nouvelle en chirurgie, écrit : « Plus le cancer est limité plus l'opération doit être étendue » (1).

Ce débat ayant mis au jour de nombreux faits nouveaux nous avons cru le moment opportun pour faire une étude d'ensemble sur les résultats fournis par chacune des méthodes rivales. Nous avons entrepris ce travail sans aucun parti pris sur la valeur comparée des deux opérations, espérant nous faire une opinion personnelle d'après les faits publiés jusqu'à ce jour. Il nous a fallu pour cela dépouiller un grand nombre de statistiques étrangères, lire et colliger la plupart des observations françaises éparses dans les monographies spéciales ou dans les différents journaux de médecine. Beaucoup d'entre elles sont malheureusement fort incomplètes ; elles ne contiennent ni l'âge des malades, ni le début de la maladie ; la description clinique est très écourtée ; l'examen anatomo-pathologique et microscopique n'a pas été fait ou du moins n'est pas rapporté ; enfin les malades ne sont pas suivies. Nos juges voudront bien tenir compte de ces difficultés parfois insurmontables ; ils nous pardonneront si quelques noms sont oubliés dans notre statistique française que nous avons faite cependant d'une façon aussi complète que possible. En retour nous pouvons les assurer de l'exactitude des renseignements fournis. Nous avons fait tous nos efforts pour faciliter le travail à nos successeurs en donnant d'une façon précise et détaillée les indications bibliographiques, en citant les mémoires français ou étrangers que nous avons pu nous procurer ; pour quelques-uns

(1) S. Pozzi. Indicat. et technique de l'hystérect. vagin. pour cancer. *Ann. de gynéc. et d'obst.*, août et septembre 1888.

même qui nous ont semblé plus importants nous en donnons une véritable analyse.

Avant d'entrer en matière nous sommes heureux de pouvoir remercier nos maîtres qui nous ont toujours témoigné dans le cours de nos études la plus extrême bienveillance. Que MM. Damaschino, de Saint-Germain, Périer, Tillaux, Verneuil, Maygrier et Jalaguier veuillent bien croire à toute notre reconnaissance pour les savants conseils qu'ils nous ont sans cesse prodigués. Puisse notre pratique être un reflet de leur enseignement !

Nous adressons à nos maîtres de Bordeaux, MM. Dudon, Picot, Piéchaud qui ont dirigé nos débuts, l'expression de notre sincère gratitude.

MM. Terrillon, Polaillon, Doléris ont bien voulu nous communiquer des observations inédites et nous faire profiter de leur vaste expérience en gynécologie; MM. Lantzenberg, Finet, externes des hôpitaux, Mlle Feinkind nous ont traduit des mémoires étrangers: nous les en remercions bien vivement.

Que M. le Prof. Verneuil dont nous avons été l'interne pendant le cours de cette année veuille bien croire à notre respectueuse reconnaissance pour l'honneur qu'il nous fait en acceptant la présidence de notre thèse.

CHAPITRE PREMIER

ANATOMIE PATHOLOGIQUE ET DIAGNOSTIC DU CANCER DU COL DE L'UTÉRUS

Anatomie pathologique.

Dans ce chapitre nous n'avons pas l'intention de faire une étude anatomo-pathologique et clinique complète du cancer utérin ; il est en effet une période de la maladie dans laquelle l'intervention chirurgicale n'a que faire et où seul le médecin peut encore apporter quelques soulagements momentanés aux malheureuses femmes atteintes de cette terrible affection. Lorsque la vessie, le rectum, le tissu cellulaire du petit bassin sont pris, lorsque la femme est épuisée par les hémorrhagies, par les écoulements, lorsque les ganglions quelquefois même les viscères sont manifestement envahis, c'est-à-dire dans cette phase finale décrite sous le nom de cachexie cancéreuse, toute opération doit-être évidemment proscrite : les chirurgiens sont tous d'accord sur ce point. Nous la laisserons donc de côté ; le but de notre thèse étant l'étude exclusive du cancer pendant la période chirurgicale.

Nos traités classiques décrivent dans le cancer du col trois formes macroscopiques : la forme *ulcéreuse*, la forme *végétante* et la forme *infiltrée*. C'est là une division qui correspond exactement ou à peu près à ce que l'on observe en clinique ; il est en effet possible de rattacher plus ou moins tous les cancers à une des variétés précédentes. Mais si cette distinction nous donne une idée descriptive juste, elle ne nous fournit aucun renseignement sur la nature histologique et surtout sur le mode d'évolution du cancer utérin ; en outre elle n'embrasse pas la totalité des faits attendu qu'il est fréquent de rencontrer chez le même sujet la combinaison de ces différentes formes. C'est ainsi que la même tumeur peut être couverte de végétations en certains points, ulcérée profondément en d'autres, tandis que la partie sous-jacente est infiltrée de noyaux cancéreux plus ou moins développés. Aussi, dérogeant à l'usage, nous prendrons pour base de notre étude, une classification fondée sur la topographie de la lésion au début. Ce qu'il importe surtout au chirurgien de connaître en effet, c'est beaucoup moins la forme, l'apparence extérieure du cancer que ses limites, sa marche habituelle, son mode d'envahissement qui diffèrent suivant le siège initial de la lésion.

Nous considérerons donc dans le cancer du col trois variétés : la première qui débute à la surface externe du museau de tanche ou dans l'un des culs-de-sac vaginaux, le plus souvent le postérieur, c'est la *forme superficielle* (cancroïdale des Allemands) ; la seconde dont le point de départ est dans la cavité même du col, ordinairement à la partie supérieure de cette cavité, c'est la forme *cavitaire ;* la troisième qui semble naître dans l'épaisseur même du tissu cervical et vient secondairement faire saillie en des points variables, c'est la forme *parenchymateuse* (nodule carcinomateux de Schrœder). Cette division ne correspond pas absolument à la nature histologique du néoplasme, mais elle nous paraît bien exprimer la différence d'évolution et partant des méthodes opératoires qui conviennent à chacune de ces formes.

Les figures ci-contre, empruntées à Rüge et Veit (1) et dessinées par notre oncle le Dr Barraud, donnent de ces variétés au début une idée très exacte.

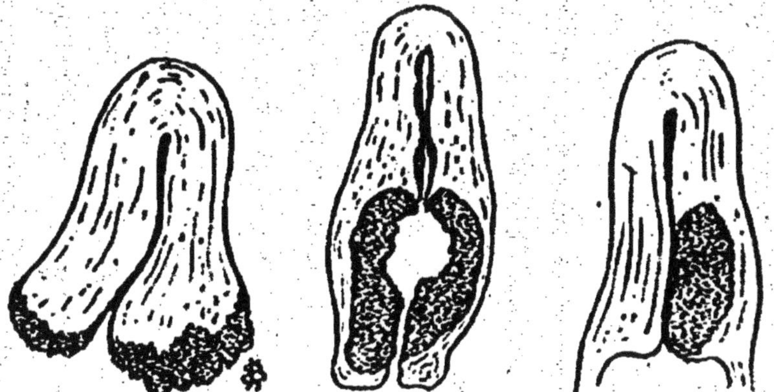

(1) Ruge et Veit. *Zeitsch. für Gebürst. und Gynæk.* VII Band. 1882.

Dans une phase plus avancée de la maladie, ces formes se confondent et il est impossible au clinicien de préciser leur mode de début; est-ce un épithélioma cavitaire, est-ce un épithélioma superficiel qui a été l'origine de la destruction du col, de l'infiltration des parois de la vessie, du rectum ? Mais qu'importe ce diagnostic à une semblable période qui n'a rien à voir avec l'intervention opératoire ?

I. — FORME SUPERFICIELLE

L'épithélioma superficiel qui est de beaucoup le plus fréquent de tous les cancers du col (236 fois sur 417 : Hofmeier) (1), peut débuter en différents points du museau de tanche. Tantôt il apparaît sur une des lèvres du col, tantôt il naît au voisinage de l'orifice externe, tantôt enfin son point de départ est dans un des culs-de-sac du vagin, le plus souvent le postérieur (Lancereaux, Schrœder). La lésion s'étale peu à peu en surface; elle gagne de proche en proche les tissus de voisinage, intéressant quelquefois toute la surface externe du museau de tanche (fig. 1); d'ordinaire une partie de cet organe, souvent une lèvre entière, reste intacte et le mal, quittant pour ainsi dire le col, se propage aux culs-de-sac et à la muqueuse vaginale elle-même. C'est qu'en effet dans cette forme il s'agit d'une lésion plutôt vaginale qu'utérine et l'anatomie normale nous explique aisément cette extension du mal de l'une à l'autre des muqueuses, quelle que soit la première envahie. Au contraire la muqueuse intra-cervicale différente dans sa structure, différente dans sa fonction, reste longtemps respectée; elle n'échappe pas, il est vrai, aux progrès tardifs du cancer, mais ce n'est qu'à la longue que la dégénérescence épithéliale s'en empare. En revanche les lésions inflammatoires y sont très fréquentes; la métrite cervicale, ainsi que l'ont montré MM. Cornil et Brault, est souvent la compagne de l'épithélioma; Rüge et Veit ont même fait jouer un grand rôle au catarrhe cervical sur le développement du cancer, nous aurons à y revenir. L'année dernière, à la Société de médecine de Berlin, le Dr Landau (2) a fait une communication sur des préparations d'Abel.

(1) HOFMEIER. *Zeitschr. für Gynækol.* Band X, Heft 2.
(2) LANDAU. *Berliner klinische Wochenschr.*, n° 8, 1888.

D'après lui cette intégrité de la muqueuse dans les cas de cancer de la « Portio » est loin d'être constante. Sur 7 utérus qu'il a enlevés, son assistant à trouvé trois fois des lésions de nature sarcomateuse. Dans un de ces cas, il s'agissait d'une jeune femme de 24 ans chez laquelle l'affection était toute récente et dont la muqueuse cervicale examinée à l'œil nu paraissait très épaissie; au microscope on constatait distinctement une destruction des glandes avec hyperplasie du tissu conjonctif interstitiel dans les mailles duquel étaient dispersées « en certains points de grandes cellules épithéliales, en certains autres des cellules de caractère purement sarcomateux ». A ce propos M. Virchow fait remarquer qu'on trouve assez fréquemment des tumeurs mixtes, c'est-à-dire qu'on voit dans une masse sarcomateuse des amas de cellules carcinomateuses; quand ces dernières sont en plus grand nombre il y a passage du sarcome au carcinome. Des 4 cas restants, 2 étaient atteints de lésions inflammatoires chroniques qu'Abel considère comme le premier stade de la dégénérescence sarcomateuse à cause de l'extrême abondance des cellules fusiformes; deux utérus seulement n'avaient que de l'endométrite glandulaire sans polifération exagérée (1).

Ces observations qui ont été mises à profit à la Société de chirurgie par M. Pozzi pour s'en faire une arme en faveur de l'hystérectomie totale n'ont pas convaincu M. Terrier qui s'est élevé contre cette transformation sarcomateuse coexistant avec l'épithélioma. Nous ne connaissons aucune observation française où cet assemblage bizarre de deux lésions aussi disparates ait été noté, ce qui en tous cas prouve qu'il est tout à fait exceptionnel. Ce que l'on rencontre d'habitude dans les cancers du museau de tanche, ce n'est pas du sarcome de la muqueuse mais bien de l'inflammation qui n'est pas toujours d'un diagnostic histologique facile; sans vouloir en inférer que dans les cas de M. Abel il y a peut-être eu erreur, nous nous en tiendrons à l'observation journalière et aux nombreux examens de Rüge et Veit en Allemagne, de MM. Cornil, Brault, Poupinel, en France, qui n'ont point signalé de semblables lésions.

Lorsque l'épithélioma s'est propagé à la muqueuse intra-cervicale une complication qui intéresse beaucoup plus le chirurgien s'est déjà produite, nous voulons parler de l'envahissement du tissu

(1) S. Pozzi. *Société de chirurgie*, séance du 24 octobre.

conjonctif péricervical et périvaginal. Cet envahissement peut se faire de proche en proche et le doigt explorateur perçoit dans les culs-de-sac des plaques indurées qui contrastent avec leur souplesse normale : d'autres fois ce sont de petits foyers « juxtaposés l'un contre l'autre comme les grains d'un chapelet et paraissant suivre le trajet des ligaments utéro-sacrés. » Il semble que cette propagation au tissu cellulaire se fasse avec d'autant plus de rapidité que des inflammations antérieures ont établi des adhérences dans la zone avoisinante.

Cette évolution en surface a été mise en lumière par tous les auteurs qui se sont occupés de l'anatomie pathologique du cancer de l'utérus. Kœberlé écrit (1) : « Le cancer de la matrice débute ordinairement par la partie vaginale du col utérin, au voisinage de l'orifice externe de cet organe et se propage ensuite irrégulièrement par irradiation, en envahissant peu à peu toute l'étendue de la partie vaginale du col; puis il s'étend au vagin et aux autres organes immédiatement voisins qui sont en continuité anatomique, tels que les vaisseaux et le tissu connectif des ligaments larges, ou qui sont en contiguïté immédiate tels que la vessie en avant, le péritoine et indirectement l'intestin en arrière. Il envahit la vessie d'une manière à peu près constante avant d'avoir atteint la partie moyenne de l'utérus qui correspond à l'orifice interne du col. Comme l'orifice externe du col utérin, point de départ du néoplasme, est éloigné de 4 centim. au moins de l'orifice interne, la vessie est envahie plus rapidement, parce que la distance qui la sépare du canal cervical et qui est formée par l'épaisseur des parois utérines atteint rarement 2 centim. Aussi longtemps que l'affection cancéreuse n'est pas généralisée et que la dégénérescence maligne n'a pas envahi les ligaments larges et les glandes lymphatiques où viennent se déverser les vaisseaux lymphatiques de la matrice, le fond et le corps de cet organe restent sains ». Dans sa thèse d'agrégation, M. Bar (2) s'inspirant du mémoire de Rüge et Veit, s'exprime ainsi : « En se développant, le cancer de la portion vaginale n'a que très peu de tendance à se propager vers les parties profondes du col et du corps; il s'étend surtout en surface, respecte l'orifice externe, présente une

(1) KŒBERLÉ. *Nouvelles archives d'obst. et de gynécol.*, 1883, p. 137.

(2) BAR. *Du cancer utérin pendant la grossesse et l'accouchement.* Thèse d'agrég., Paris, 1886.

grande tendance à infiltrer la paroi du vagin et le tissu cellulaire qui double ce canal. Le corps de l'utérus n'est généralement atteint que dans les cas où déjà des propagations étendues se sont faites du côté de la vessie et du rectum ». La même opinion est soutenue en Allemagne dans les ouvrages de Schrœder et de Martin ; nous ne citerons que le texte du dernier chirugien, Schrœder à l'école duquel appartiennent Rüge et Veit, pouvant être soupçonné de partialité en raison de sa pratique chirurgicale, Martin au contraire est un partisan résolu de l'hystérectomie totale, son témoignage a donc une grande valeur ; or voici ce qu'il écrit : « L'affection peut rester limitée longtemps à la surface externe de la portion vaginale, y créer des excroissances polypeuses ou des ulcérations en surface en passant d'une lèvre à l'autre. Le néoplasme se propage très souvent au vagin ; il envahit toute la portion vaginale et va détruire toute la paroi du conduit sur une plus ou moins grande étendue. J'ai observé très fréquemment dans les formes fort avancées un phénomène des plus graves, je veux parler de la propagation du carcicome au tissu paravaginal et surtout à la partie paracervicale du plancher pelvien et aux régions sous péritonéales. *Quant à l'utérus on le trouve au niveau des culs-de-sac du vagin embrassé complètement par les végétations néoplasiques, sans qu'il souffre lui-même le moins du monde dans le commencement* ». A ces témoignages contrôlés par Heitzmann, il nous serait facile d'ajouter plusieurs faits empruntés à la collection de M. Terrier que ce bienveillant maître a mise à notre disposition ; nous ne voulons rapporter que les deux observations suivantes qui se rapportent à deux formes histologiques différentes et prises l'une au début, l'autre à la période ultime du cancer. La première appartient à M. Clado qui a examiné un col enlevé par M. Verneuil au moyen de l'écraseur linéaire. « J'ai, dit-il, examiné avec attention les confins des régions saines, c'est-à-dire les points où la section a porté. Partout j'ai constaté, malgré l'écrasement, un tissu de structure normale. J'ai pu reconnaître, en effet, les fibres musculaires du vagin et l'épithélium pavimenteux de la surface. En haut les fibres utérines étaient exemptes d'infiltration cellulaire et les glandes du col ne paraissaient pas en état de prolifération. La structure histologique confirme l'examen microscopique. La section, en effet, paraissait, à l'œil nu, avoir intéressé les parties saines, à un demi-centimètre environ au-dessus des tissus dégénérés ».

La seconde nous a été remise par notre ami Ménétrier : il s'agit d'une femme de 30 ans, arrivée à la période de cachexie cancéreuse et qui était atteinte d'un épithélioma du col ayant détruit la lèvre postérieure, le cul-de-sac vaginal postérieur, et remontant en arrière le long de la paroi cervico-utérine jusqu'au voisinage du fond de l'organe avec envahissement du rectum et du tissu cellulaire recto-utérin. Or la muqueuse cavitaire conservait un aspect normal et l'examen histologique a confirmé cette intégrité apparente. « En considérant, écrit Ménétrier, un fragment pris au niveau de la face postérieure de l'utérus on trouve tout d'abord la surface ulcérée formée D'une couche de cellules nécrosées en voie d'élimination, puis des masses de cellules épithéliales polymorphes à gros noyaux qui se continuent dans la profondeur sous forme de boyaux s'infiltrant entre les fibres musculaires jusqu'au voisinage de la cavité utérine dont la muqueuse est saine ».

Ces arguments tirés de l'anatomie pathologique sont corroborés par les faits cliniques. La superficialité longtemps persistante de l'épithélioma du museau de tanche est démontrée d'une façon indiscutable par l'absence de récidive après l'amputation sous-vaginale. Est-il permis de dire que l'épithélioma n'était pas resté superficiel, que des noyaux métastatiques s'étaient formés dans les utérus enlevés par MM. Verneuil, Polaillon, Marchand, Tillaux, Schwartz, alors que plusieurs de leurs malades sont restées guéries pendant deux ans et au delà, alors surtout que chez quelques-unes d'entre elles la récidive s'est faite dans les ganglions pelviens tandis que la cicatrice est restée absolument indemne ? Evidemment non ; si le cancer avait envahi à cette époque l'épaisseur du museau de tanche, une ablation aussi superficielle que celle fournie par la méthode sous-vaginale (écraseur, anse galvanique) eût été impuissante à enrayer le mal qui aurait continué sa marche.

Il nous semble donc légitime de conclure d'après l'anatomie pathologique et la clinique que dans cette forme d'épithélioma l'envahissement en profondeur n'est pas la marche habituelle. Est-ce à dire qu'il n'existe pas, et le chirurgien est-il en droit, après avoir constaté un épithélioma débutant du museau de tanche, de s'appuyer sur cette notion générale pour temporiser ou pour affirmer qu'une simple excision du col sera certainement suffisante ? Loin de nous pareille interprétation qui aboutirait pour la malade à des résultats désastreux.

On connait des faits certains où cette pénétration a été notée, où la muqueuse a été reconnue envahie et où par conséquent l'amputation infra-vaginale était d'avance frappée de nullité. M. Terrier a observé 4 fois sur 18 « l'envahissement du corps en même temps que du col » (1); nous ferons remarquer que M. Terrier ne dit pas avoir observé 4 fois des noyaux métastatiques. C'est qu'en effet si l'épithélioma superficiel pénètre souvent peu à peu en profondeur par voie de continuité, il est extrêmement rare de rencontrer des foyers éloignés et séparés du point d'origine par un tissu intermédiaire sain. Dans la collection de M. Terrier un seul cas répond peut-être à ce mode d'évolution, et encore nous n'oserions l'affirmer, attendu que les lésions sont très étendues et que l'intervalle compris entre la partie supérieure du col et le fond de l'utérus n'a pas été examiné histologiquement à ce point de vue. Des faits où cette constatation a été établie sont cependant rapportés par Binswanger (*Centralbl. für Gynæk.*, 1879) par Bardenheuer, par Martin (Duvelius); ces auteurs ont trouvé dans trois cas un cancer du fond de l'utérus coexistant avec un cancer du museau de tanche, le tissu intermédiaire étant sain.

La possibilité de semblables exceptions est loin de nous faire rejeter l'amputation partielle; on ne saurait en effet légitimement baser une méthode thérapeutique générale sur des cas aussi rares que ceux signalés par les auteurs précédents. L'envahissement du corps par continuité nous parait au contraire fournir un argument de bien plus grande valeur en faveur de l'hystérectomie complète; une proportion de 22 p. 0/0 n'est pas une quantité négligeable, et, au lieu de préconiser toujours et dans tous les cas telle ou telle méthode, il nous semble que le chirurgien devrait beaucoup plus se préoccuper de rechercher si pour une malade donnée cette propagation a lieu ou n'a pas lieu. Certes l'anatomie pathologique nous fournit des renseignements précieux quoiqu'ils soient encore bien incomplets puisqu'elle ne nous éclaire ni sur la cause ni sur la date de cette pénétration, ni sur l'état du sytème lymphatique; mais quoi qu'on fasse, ses données seront toujours générales, et c'est à la clinique, à la clinique seule qu'il appartient de déterminer si dans tel ou tel cas particulier l'amputation partielle est capable de dépasser ou non le mal.

(1) TERRIER. Des résultats immédiats et éloignés de l'hystérectomie vaginale dans le cas de cancer de l'utérus. *Rev. de chir.*, p. 350, mai 1888.

Pour nous résumer sur cette question si importante de la marche du cancer superficiel du col nous dirons que le plus souvent il évolue en surface et se propage au vagin, au tissu cellulaire péricervical et périvaginal avant de pénétrer dans les parties profondes du parenchyme utérin, mais que cette règle souffre des exceptions sans que jusqu'ici l'anatomie pathologique puisse en donner les motifs : cette dissemblance dans l'évolution que la clinique seule permet de reconnaître, n'autorise donc pas à formuler contre cette forme de cancer une méthode unique de traitement.

II. — FORME CAVITAIRE

Cette forme moins fréquente que la précédente (181 cas au lieu de 236) débute dans la cavité même du col, dans la partie qui est normalement tapissée par un épithélium cylindrique. Elle diffère du cancer qui apparaît dans le voisinage de l'orifice externe et appartient, comme structure histologique et comme allures cliniques, à la forme superficielle.

L'épithélioma cavitaire peut passer longtemps inaperçu en raison de son siège primitif et de son mode d'évolution ; il se caractérise en effet par sa tendance à remonter vers le corps de l'utérus suivant le trajet de la muqueuse et il respecte la zone utérine située au-dessous de son point d'origine. Tandis que le précédent n'envahissait que tardivement le corps, ce dernier s'y propage avec rapidité et peut arriver à détruire une bonne partie de la coque parenchymateuse, intéressant même le parametrium. Il en résulte que lorsque la lésion vient faire saillie à l'extérieur elle a déjà souvent exercé des ravages considérables dans la région de l'isthme et la délimitation que lui ferait attribuer un simple examen sans dilatation préalable a beaucoup de chances pour être fautive. Les observations de Rüge et Veit, de Gusserow, de Kivisch, de Virchow, de Liebmann, celle que nous rapportons plus loin et qui nous a été obligeamment communiquée par M. Doléris établissent bien ce mode d'évolution. Dans tous ces cas les auteurs ont constaté une destruction plus ou moins complète des parois du canal cervical et même de la partie inférieure du corps, le museau de tanche n'étant que fort peu intéressé.

Tantôt il revêt la forme ulcéreuse, tantôt la forme végétante, la première est plus fréquente d'après Schrœder. « L'ulcération qu'il produit s'étend en profondeur, creuse le tissu musculaire du col dont le canal se trouve transformé en une cavité aux parois anfractueuses, s'étendant en avant jusqu'à la vessie, en arrière jusqu'au péritoine, se limitant sur les côtés par le tissu cellulaire parautérin, épaissi et infiltré. » A la surface de l'ulcération on peut voir, comme dans une observation de M. Lancereaux, des tumeurs riziformes, blanchâtres qui s'écrasent par la pression des doigts : ce sont des papilles hypertrophiées et en voie de transformation épithéliale. Lorsque ces masses sont plus volumineuses, dans la forme hyperplasique, elles constituent de véritables végétations très analogues comme aspect macroscopique à celles qui se développent à la surface du museau de tanche. Ces végétations peuvent rester renfermées dans la cavité cervicale (obs. IV) dans laquelle il existait une tumeur saignante, ulcérée, située dans l'intérieur du col dont les parois proprement dites ne semblaient guère atteintes, à tel point que même après la dilatation et le toucher intra-utérin on hésitait sur la nature de ces productions polypiformes. Elles peuvent au contraire faire issue par l'orifice externe et les destructions répétées de leur surface n'empêchent pas leur reproduction rapide ; la base restant en dehors de l'action thérapeutique. Ces polypes vivaces sont connus depuis longtemps et sont très difficiles à différencier des vrais polypes dont la nature et le pronostic sont tout différents. M. Richet (1) en a publié un exemple fort remarquable : Il s'agissait d'une femme de 50 ans, ayant des hémorrhagies très fréquentes depuis 4 ans, mais non cachectisée. Par l'orifice externe on voyait saillir une masse frangée, irrégulière, assez dure, assez résistante, non odorante et qui ne saignait pas au contact du doigt. Comme cette malade avait déjà été opérée plusieurs fois et que la tumeur avait constamment récidivé M. Richet émit des doutes sur sa nature ; ce caractère de reproductivité plaidait en effet en faveur d'un épithélioma qui d'autre part s'accordait mal avec une durée de 4 ans, l'absence de mauvaise odeur, de cachexie et l'intégrité des organes avoisinant l'utérus ; toutefois en raison de ces récidives M. Richet porta un pronostic très réservé et après avoir abrasé et gratté les végétations il introduisit dans le canal cervical une longue flèche de chlorure de zinc afin de détruire les dernières parties qui auraient pu échapper. Lorsqu'elles sont très

(1) Richet. *Gaz. des hôp.*, 25 août 1865.

abondantes elles peuvent de même être confondues avec les végétations qui prennent leur point de départ au niveau de l'orifice externe; quoique leur nature soit également maligne, leur pronostic opératoire n'est pas le même; dans le second cas elles participent de la forme superficielle de l'épithélioma, dans le premier elles ne font que masquer la lésion initiale et semblent justifier une opération partielle, alors que, au contraire, l'épithélioma placé quelquefois très haut ne peut être dépassé dans ses limites supérieures par une semblable intervention. Il en résulte la nécessité de dilater préalablement le col afin de percevoir par la vue et par le doigt les limites et l'origine du mal qui nous paraît justiciable seulement d'une hystérectomie totale lorsqu'aucune complication locale ou à distance ne vient pas formellement contre-indiquer cette opération.

III. — FORME PARENCHYMATEUSE

Cette forme existe très nettement en clinique à titre de lésion primitive; d'après Martin on la rencontrerait même plus souvent que la précédente. Elle correspond à ce que nos classiques décrivent sous le nom d'infiltration du col; Schrœder l'étudie sous le nom de tubérosité carcinomateuse, de nodule carcinomateux. Elle peut succéder à l'une des deux formes précédentes, l'accompagner (voir obs. I) ou en être complètement indépendante. Elle se présente alors sous l'aspect d'un ou de plusieurs noyaux, plus ou moins gros qui viennent faire saillie sous la muqueuse, tantôt normale, tantôt enflammée. Le col est augmenté de volume en même temps que déformé par ces bosselures qui « correspondent à une véritable induduration, tantôt parfaitement circonscrite, tantôt se perdant graduellement dans l'épaisseur du tissu utérin; peu à peu elles se multiplient, se soudent entre elles et le col alors très augmenté de volume, donne au doigt qui l'explore, des sensations de consistances diverses, ici d'une dureté extrême, comme ligneuse, là d'une consistance déjà moindre, ailleurs d'une élasticité qui touche à la mollesse et presque à la fluctuation » (Aran). Plus tard le nodule cancéreux se ramollit et finit par amener l'ulcération de la muqueuse soit superficielle, soit cavitaire, quelquefois des deux en même temps. L'ulcération une fois constituée, s'étend en surface et en profondeur, envahit le tissu cellulaire du bassin en même temps que la partie supérieure du col et le corps. Ce qui caractérise en effet cette forme, c'est la diffusion en tous sens, sans qu'il soit possible de lui reconnaître d'avance une marche régulière. Toute l'épaisseur de la paroi est rapidement prise et l'extension se fait vite du côté des ligaments larges, aussi cette forme est elle au point de vue chirurgical la plus grave de toutes et lorsque la maladie n'est pas prise dès le début, l'hystérectomie totale ne met guère plus à l'abri de la récidive que l'amputation partielle; la nature histologique de ces tumeurs qui correspondent le plus souvent au carcinome proprement dit explique peut être cette propagation plus rapide.

État du sytème lymphatique. — Quelle que soit la forme du début, qu'il s'agisse d'un cancer superficiel, cavitaire ou parenchymateux, l'affection se caractérise par une extension continue et progressive; les cas de cicatrisation de l'épithélioma qui ont été rapportés par quelques auteurs nous paraissent sujets à revision. Si nous possédons quelques données sur la marche variable de l'ulcération, nous n'en avons absolument aucune sur la propagation au sytème lymphatique, et cette ignorance complète est la raison qui rend inassimilables le cancer de l'utérus et le cancer de la mamelle. Dans le premier cas impossibilité de reconnaître l'adénopathie, impossibilité d'extirper les ganglions malades et de réséquer le tissu dans lequel cheminent les vaisseaux lympathiques intermédiaires; dans le second cas, diagnostic, extirpation, résection possibles. Ce sont là vraiment des différences trop capitales pour que l'on puisse établir un parallèle clinique et thérapeutique entre les deux organes.

Les lymphatiques du col se rendent aux ganglions iliaques en cheminant dans les ligaments larges. Ils viennent de chaque côté du col former un vaste pelotonnement situé à la base du ligament large et donnent naissance à deux ou trois troncs qui accompagnent l'artère utérine et vont se jeter dans les ganglions, situés à la bifurcation de l'iliaque interne. Dans tout ce trajet ils ne présentent, d'après M. Poirier qui a bien voulu nous montrer ses belles injections, aucun ganglion, contrairement à l'opinion émise par M. Lucas-Championnière. Les lymphatiques du col communiquent avec ceux du corps par de riches anastomoses, situées sur les parties latérales de l'utérus; or, comme ceux qui partent du fond de l'organe sont en communication avec les ganglions inguinaux par l'intermédiaire des lymphatiques qui suivent le trajet des ligaments ronds, on comprend comment dans quelques cas de cancers du col, même sans lésion du vagin, l'adénopathie inguinale a pu être signalée. Cette manifestation est notée par Martin qui admet une circulation à rebours se faisant des ganglions iliaques aux ganglions inguinaux ; l'explication donnée par M. Poirier d'une lymphangite cancéreuse se faisant aux dépens des lymphatiques du ligament rond paraît bien plus vraisemblable.

Quoi qu'il en soit de la théorie, l'adénopathie inguinale de même que l'adénopathie sus claviculaire gauche (obs. de MM. Fournier, Raymond, A. Petit, dans la thèse de Belin) (1) doit être soigneusement recherchée puisque seuls les ganglions de ces régions sont accessibles ; les autres en effet échappent à nos différentes méthodes d'investigation, du moins lorsqu'ils ne sont pas encore très volumineux : les autopsies nous ont montré qu'ils peuvent être pris, que la lésion peut même se propager au canal thoracique (cas de Chaput. *Bull. Soc. anat.*, janvier 1888), et de là infecter le système lymphatique tout entier ; mais elles ne nous donnent aucune notion sur l'époque de l'envahissement et sur la prédilection plus marquée de telle ou telle forme de cancer pour ces organes. C'est donc un point de vue à rayer complètement des indications comparatives des différentes méthodes opératoires, à moins de faire de cette ignorance un argument contre l'hystérectomie totale aussi empirique que l'hystérectomie partielle et dont l'efficacité n'est pas plus grande toutes les fois que les ganglions sont pris.

Histologie pathologique.

L'anatomie pathologique microscopique du cancer de l'utérus est encore imparfaitement connue; les histologistes discutent non seulement sur la pathogénie, mais encore sur la nature et le diagnostic de cette maladie qui, pour certains cas, est, d'après M. Cornil, très difficile à différencier de la métrite glandulaire. Dans leur travail Rüge et Veit consacrent de nombreuses pages à la question de l'ori-

(1) BELIN. *Adénopat. ext. à distance dans le cancer viscéral.* Thèse de Paris, 1888.

gine du cancer de l'utérus; pour ces auteurs qui adoptent la théorie de leur maître Virchow, le carcinome se développe : 1° aux dépens du tissu conjonctif irrité ; 2° aux dépens des glandes. L'épithélium de revêtement qui tapisse la surface du museau de tanche ne serait, contrairement à l'opinion de Valdeyer, que bien rarement le point de départ du cancer. En France depuis les travaux de Robin, de Lancereaux, de Malassez, la doctrine épithéliale du cancer est la plus en faveur, le carcinome est considéré comme un épithélioma alvéolaire, un mode particulier, un stade évolutif de l'épithélioma lésion initiale et non pas comme un néoplasme développé primitivement aux dépens des cellules du tissu conjonctif. Toutefois Cornil et Ranvier, dans leur traité d'anatomie pathologique, admettent la dualité d'origine.

Cette discussion est sans intérêt pour le chirurgien ; nous n'y insisterons donc pas, nous bornant à enregistrer les connaissances acquises.

On distingue dans le col trois variétés de cancer ou épithélioma (nous emploierons ces deux termes indistinctement et sans y attacher une question de doctrine) ; une première constituée par des cellules pavimenteuses, une seconde formée par des cellules cylindriques ou cylindro-cubiques, une troisième dans laquelle les cellules ne rappelant plus leur forme originelle, c'est l'épithélioma atypique.

L'épithélioma pavimenteux se rencontre surtout dans la forme superficielle ; il se développe aux dépens de l'épithélium pavimenteux stratifié qui recouvre normalement le museau de tanche et les culs-de-sac vaginaux. Suivant la disposition des cellules, il est divisé en épithélioma lobulé et épithélioma tubulé, le premier qui, d'après les examens faits par M. Poupinel sur les utérus de la collection de M. Terrier, serait le plus fréquent, est formé par des agglomérations cellulaires que séparent les unes des autres les travées fibro-musculaires encore quelquefois parfaitement reconnaissables. Tantôt les cellules ont conservé leur aspect de cellules de revêtement, tantôt elles présentent par places des dégénérescences colloïde ou cornée et dans ce dernier cas elles se disposent en couches concentriques comme les feuilles d'un oignon pour former les globes épidermiques qui sont en général remarquables par leur petit volume. Il peut arriver que les cellules renferment plusieurs noyaux, ce qui indique une prolifération active en rapport avec une extension d'ordinaire rapide du néoplasme ; lorsqu'au contraire elles tendent à subir des métamorphoses régressives dont la dégénérescence cornée est le terme ultime, l'évolution paraît se faire plus lentement. Mais ces modifications cellulaires ne correspondent à aucun aspect macroscopique qui permette de les reconnaître à l'avance et le microscope seul peut fournir des renseignements que la clinique du reste vient souvent infirmer ; tel épithélioma qui, jusque là a marché avec lenteur, pouvant tout à coup et sans cause appréciable affecter une évolution rapide, pour ainsi dire aiguë.

L'épithélioma tubulé qui, pour M. Cornil est plus fréquent que le précédent, se montre sous forme de traînées ou cylindres remplis de cellules épithéliales, anastomosés les uns avec les autres, et s'infiltrant dans les espaces conjonctifs, entre les fibres musculaires qui présentent une résistance remarquable à l'envahissement. Ces tubes plus ou moins volumineux, en général effilés, plus ou moins allongés se terminent tantôt en culs-de-sac au milieu d'un tissu embryonnaire, tantôt sont réunis les uns aux autres par leurs bourgeons anastomotiques. Il n'existe en effet aucune régularité dans leur disposition et les axes épithéliaux ne présentent aucun parallélisme. Sur une coupe perpendiculaire à leur direction ils apparaissent sous l'aspect de tubes glanduliformes dans l'intérieur desquels sont tassées les cellules qui, par suite de la pression réciproque, peuvent perdre leur caractère pavimenteux et revêtir plus ou moins régulièrement la forme cubique, ce qui rend le diagnostic histologique quelquefois très difficile lorsqu'on n'a pas plusieurs préparations à examiner.

D'après Rüge et Veit il existe une autre variété d'épithélioma pavimenteux qui est également superficiel et qui se forme aux dépens de ce qu'il appelle les glandes d'érosion, processus auquel il fait jouer un grand rôle dans le développement du cancer de l'utérus. C'est cette dernière forme qui donne naissance aux végétations en chou-fleur qui sont presque toujours des épitheliomas glandulaires. Dans un travail récent M. Mangin a repris cette étude (1). A la suite des métrites cervicales on voit souvent se produire une hernie de la muqueuse qui constitue l'ectropion des lèvres. Cette muqueuse est normalement recouverte d'un épithélium cylindrique et possède des glandes en grappes tapissées d'un épithélium calici-

(1) MANGIN. *Marseille médical*, septembre 1888.

forme. Sous l'influence de l'inflammation et du boursouflement de la muqueuse les conduits excréteurs des glandes diminuent de largeur et souvent leur lumière finit par s'obstruer. Lorsque à la longue la guérison survient par formation d'un tissu cicatriciel les glandes se trouvent comprises au-dessous de lui et leur orifice étant oblitéré ou bien elles s'atrophient, ne laissant à leur place qu'un bourgeon plein qui pourra devenir le point de départ d'un épithélioma de même nature, c'est à dire cylindrique, ou bien elles se transforment en cavités kystiques pour donner naissance à des œufs de Naboth. Si l'inflammation a été très vive et a amené la chute de l'épithelium cylindrique, celui-ci se trouve remplacé par un épithélium jeune. Or l'épithélium pavimenteux qui existe sur les limites vaginales de l'ulcération étant beaucoup plus vivace, s'étend peu à peu et recouvre la surface primitivement tapissée d'épithélium cylindrique ; il se substitue à lui, pénètre dans les glandes de la muqueuses éversée et s'enfonce comme de véritables coins glandulaires dans la profondeur des tissus. « Cet épithélium de nouvelle formation a presque toujours une vitalité exubérante ; les couches qu'il forme ont parfois deux et trois fois l'épaisseur des couches normales qui revêtent la portion vaginale. Les cellules qui le composent sont plus volumineuses, gorgées de suc et nous paraissent présenter un terrain favorable au développement de l'épithélioma. Nous avons vu en effet des globes épidermiques se former dans des cicatrices de ce genre, au milieu de ces masses de tissu épithélial à vitalité exubérante et aberrante ». C'est là une donnée pathogénique très séduisante sur la formation de ces épithéliomas tantôt cylindriques, tantôt pavimenteux et qui paraissent avoir leur point de départ dans le tissu cellulaire sous muqueux. Ils se développeraient en réalité aux dépens de glandes modifiées ou non dans leur revêtement épithélial et dont la présence s'expliquerait soit par emprisonnement cicatriciel (Mangin), soit par des prolongements hypertrophiques inflammatoires (Rüge et Veit), soit par des reliquats de la vie embryonnaire (Fischel). Ce qu'il nous paraît le plus utile à retenir c'est le danger des inflammations chroniques qui, si elles ne créent pas l'épithélioma de toutes pièces, constituent en tous cas un terrain favorable à son développement.

L'épithélioma cylindrique est presque toujours d'origine glandulaire et correspond à la seconde variété, au cancer de la muqueuse ou cancer cavitaire. Il est très analogue à celui qu'a récemment étudié notre ami Valat dans sa thèse sur l'épithélioma primitif du corps (1). Il est encore très peu connu dans sa phase initiale. Est-t-il précédé d'un processus adénomateux, analogue à celui décrit par Menétrier pour les glandes de l'estomac ? Existe-t-il d'abord une prolifération épithéliale intra-glandulaire, amenant une hypertrophie avec accroissement fonctionnel correspondant ? L'épithélium en activité est-il d'abord cantonné dans l'intérieur de l'acinus qu'il va remplir, puis rompre par pression excentrique ; au contraire envahit-il dès le début la coque glandulaire dont les éléments subissent la dégénérescence embryonnaire ? Ce sont là autant de questions qui n'ont pas jusqu'ici de réponse ; aussi beaucoup de chirurgiens n'hésitent pas à appliquer aux adénomes de l'utérus un traitement identique à celui qu'ils préconisent contre l'épithélioma confirmé. « L'adénome, dit Martin, n'est certainement pas une tumeur de nature bénigne et qu'il faille traiter par l'indifférence ; il peut très bien, j'en ai la preuve dans deux observations personnelles, dégénérer en carcinome. Il est vrai que jusqu'à présent on n'est pas fixé sur la question de savoir si l'altération maligne part de l'endothélium glandulaire lui-même ou d'un point situé en dehors des glandes. Je possède deux observations qui m'obligent à recommander chaleureusement l'opération radicale même pour les cas où la tumeur n'est pas très étendue, lorsque le curettage et la cautérisation n'ont pas été couronnés de succès. Chez ces deux femmes, atteintes toutes deux d'adénome et dont l'une était une multipare âgée et l'autre une demoiselle de 19 ans, six mois à peine après l'hystérectomie vaginale la cicatrice opératoire fut envahie par un carcinome, auquel les malades succombèrent après une cachexie à marche très rapide (2). Le diagnostic différentiel entre l'épithélioma cylindrique au début et la métrite glandulaire est également peu précis ; « si l'on n'a à sa disposition que des fragments de la muqueuse obtenus par raclage et qu'on reconnaisse les lésions de l'hypertrophie glandulaire, il ne faudra conclure à la non existence d'un épithélioma que si les glandes peuvent être examinées jusque dans la profondeur » (3). M. le Prof. Cornil, dans une

(1) VALAT. *De l'épithélioma primitif du Corps de l'utérus.* Th., Paris, 1888.

(2) A. MARTIN. *Traité clinique des maladies des femmes.* Trad. VARNIER et WEISS. Paris, 1889, p. 356.

(3) CORNIL et BRAULT. *Bull. Soc. anat.*, janvier 1888.

leçon faite à l'Hôtel-Dieu en janvier 1888, indique les principaux caractères histologiques qui permettent d'établir ce diagnostic. « Si l'on examine les coupes avec un fort grossissement on reconnaît, dit-il, que dans la métrite chronique, la couche de cellules plates situées entre la paroi glandulaire et le tissu conjonctif interglandulaire, est toujours plus ou moins bien conservée. Dans l'épithélioma à cellules cylindriques on ne voit pas de cellules plates en dehors de la paroi des alvéoles ; le tissu conjonctif qui offre de nombreuses cellules embryonnaires, donne directement insertion aux cellules épithélioïdes. Dans l'épithéliome à cellules cylindriques on observe souvent de nombreuses couches de cellules situées les unes au-dessus des autres, végétantes, formant une paroi épaisse à l'intérieur des cavités anormales, irrégulières et plus ou moins considérables. Lorsque ces alvéoles de l'épitheliome sont assez grands, ils offrent à leur surface de petites papilles, parfois en grand nombre, tapissées de cellules cylindriques. Dans la métrite chronique, le tissu interglandulaire est moins chargé de cellules lymphatiques que dans les épithéliomas et les couches de tissu conjonctif jeune sont assez régulièrement ordonnées suivant des lignes parallèles à la direction des conduits excréteurs. » Cette difficulté du diagnostic pour lequel il est souvent nécessaire de pratiquer de nombreuses coupes et en des points différents de la muqueuse, n'existe que dans la période intra-glandulaire de l'épithélioma ; une fois que les parois sont rompues, que les cellules épithéliales ont diffusé dans le tissu conjonctif périacineux et de là dans les espaces intermusculaires où ils se montrent sous forme de boyaux analogues, comme disposition, à ceux de l'épithélioma tubulé dont ils ne diffèrent que par la forme des cellules, le diagnostic devient aisé. Les cellules plutôt cubiques que nettement cylindriques, sont de moins en moins reconnaissables à mesure qu'elles s'éloignent de la muqueuse; mais en général entre elle et les parties les plus distantes il existe une zone intermédiaire dans laquelle les caractères sont suffisamment tranchés pour qu'on puisse en préciser l'origine.

La troisième forme, l'épithélioma atypique, répond plus particulièrement à ce que l'on désigne sous le nom de carcinome. Les cellules qui ne rappelent plus ni les cellules de revêtement ni les cellules glandulaires, sont polymorphes; elles sont contenues dans des alvéoles dont les parois sont formées par des travées conjonctives anastomosées ensemble. Quand elles sont très nombreuses et gorgées de suc elles constituent le carcinome encéphaloïde ; lorsqu'au contraire les travées conjonctives dominent, c'est le squirrhe. Nous avons recherché si dans les cancers observés chez les vieilles femmes on trouve plus fréquemment du squirrhe. Cette remarque pourrait avoir une certaine importance, car, en raisonnant par analogie avec ce qui se passe pour le sein, on aurait, si le fait est exact l'explication possible de la marche plus lente du carcinome chez les femmes âgées ; mais les anatomo-pathologistes sont muets de renseignements à cet égard. L'épithelioma alvéolaire se rencontre surtout dans la forme infiltrée ; c'est lui qui constitue en général ces noyaux situés dans le tissu conjonctif sous-muqueux qui viennent peu à peu faire saillie soit dans la cavité cervicale, soit au niveau du museau de tanche dont ils finissent par amener, quelquefois très rapidement, l'ulcération.

Ces différentes variétés histologiques se confondent par leur malignité qui paraît être à peu près égale pour chacune d'elles ; cependant M. Verneuil considère l'épithélioma glandulaire comme moins grave ; il appartient, dit-il, « à la famille des adénomes dont il conserve longtemps la bénignité en dépit des hémorrhagies et de la septicémie ; il est indolent et longtemps compatible avec la santé générale », de plus la dégénérance glandulaire qui remonte souvent très haut dans la cavité cervicale, reste longtemps confinée dans l'utérus et respecte presque indéfiniment les ganglions (1). Les travaux modernes ont très peu envisagé l'épithélioma au point de vue du pronostic qui, pour Cornil et Ranvier, tient beaucoup plus au siège du néoplasme qu'à son type histologique ; peut-être faut-il ajouter que certains états diathésiques, la syphilis entre autres, ont pour résultat d'en ralentir la marche. En tous cas si l'évolution est plus lente pour l'épithélioma glandulaire elle n'en est pas moins progressive, de même que pour les autres variétés. L'envahissement se fait ou bien par continuité de tissus ou bien par les voies circulatoires (sanguine et lymphatique). Quelquefois aux limites du mal on observe une zone d'infiltration dans laquelle les élément normaux font place à des cellules embryonnaires aux dépens desquelles va se faire la transformation néoplasique. L'étendue de cette zone varie un peu

(1) VERNEUIL. *Arch. gén. de méd.*, janvier et février 1884, p. 38.

suivant les régions ; dans le col elle est de deux à cinq millim. ; au niveau du vagin elle est de cinq à dix millim. ; à la partie supérieure du col, vers le corps, elle n'est que de 0,5 à 1 millim (Pilliet, com. or.). Dans l'extension par les vaisseaux ou bien la cellule épithéliale est entraînée avec la lymphe et emportée dans les ganglions lymphatiques où elle colonisera ; ou bien elle est arrêtée dans la lumière d'une veine dont les parois sont souvent infiltrées, elle multiplie sur place ou forme un noyau embolique susceptible de se généraliser. Mais cette généralisation est extrêmement rare ; M. Cornil n'en a rencontré aucun cas sur 34 observations qu'il rapporte dans son mémoire, encore faut-il ajouter qu'il s'agit là de cas où le cancer était arrivé à la période de cachexie : Moricourt dans sa thèse, Virchow dans le travail de Færster en ont cependant cité chacun un exemple. « Cette absence de généralisation indique une malignité moindre que dans les faits où la tumeur se généralise rapidement comme cela a lieu dans les squirrhes du sein » (1). Elle ne modifie du reste en rien la gravité de l'épithélioma du col et constitue au contraire un très bon argument en faveur de l'intervention chirurgicale hâtive.

En terminant cette étude d'histologie pathologique nous rappellerons ce que disait M. Bouilly dans une de ses cliniques. « Au point de vue pratique peu importe la variété histologique... la distance n'est pas grande entre ces deux reproductions (pavim.-cylind.) et le pronostic ne diffère pas sensiblement dans les deux cas ; la récidive est également à craindre, elle ne varie que par son siège. Fréquente dans la muqueuse vaginale après le cancer superficiel du col enlevé par l'hystérectomie totale ou partielle, la récidive se fait surtout dans le tissu péri-utérin, quand le cancer débute par un nodule infiltré dans le col ou par l'invasion de la muqueuse ». (2)

Diagnostic.

Le diagnostic du cancer du col, fait dans un but opératoire comprend :

I. — Le diagnostic de la nature de la lésion ;

II. — Le diagnostic de l'étendue de la lésion.

(1) CORNIL. Tumeurs épithéliales du col. *Journal de l'anatomie*, juillet 1864.

(2) BOUILLY. Diagnostic précoce du cancer de l'utérus. *Sem. méd.*, p. 174, 1896.

II. — NATURE DE LA LÉSION

Souvent ce diagnostic est facile et point n'est besoin de microscope pour nous renseigner. Le toucher, la vue, l'odorat, sans compter les troubles fonctionnels suffisent, pour nous permettre d'affirmer l'existence d'un épithélioma. Tels sont les cas de végétations fongueuses, bourgeonnantes qui recouvrent le col, font saillie à sa surface et dont le doigt ramène des fragments sous forme de petites masses dures et friables. La nature d'une ulcération est quelquefois plus délicate à préciser; cependant une perte de substance à bords indurés, taillés à pic comme à l'emporte-pièce, reposant sur un tissu induré avec un fond tantôt grisâtre et recouvert de débris sanieux, tantôt présentant des fongosités saignantes, est bien caractéristique du cancer. Lorsque le doute subsiste malgré tout, le meilleur critérium est le *temps* avec une thérapeutique appropriée : M. Desprès emploie le fer rouge qui a le gros inconvénient de donner des poussées aiguës au néoplasme; M. Polaillon se sert du crayon de nitrate d'argent ; la teinture d'iode, le chlorure de zinc faible, en un mot tous les modificateurs des plaies simples qui n'ont aucune action ni nocive ni efficace sur les ulcérations cancéreuses, doivent être mis en usage et au bout de très peu de jours ils permettent de porter le diagnostic. Dans les formes ulcéreuse et végétante qui intéressent la portion vaginale du col, le diagnostic peut donc être hésitant quelquefois lors d'un premier examen : mais bien vite il sera établi, par des procédés très simples, qui ne font courir aucun danger à la malade et peuvent lui éviter une opération souvent périlleuse. Il en est tout autrement dans la forme infiltrée, ici le diagnostic est presque toujours très difficile et il est nécessaire de recourir au microscope. Plusieurs cas peuvent se présenter : *a*) l'infiltration est limitée; un seul noyau existe dans une partie plus ou moins profonde du col ; *b*) l'infiltration est diffuse; elle envahit la presque totalité de l'organe.

a. L'induration *partielle* peut faire croire à un myôme sous-muqueux. « Entre une nodosité cancéreuse et un petit myôme, quelle faible nuance pour un doigt qui n'est pas tout à faitt exercé ! Quelle délicatesse et quelle difficulté pour reconnaître que le myôme très dur est entouré d'un tissu mou ou de consistance normale, que la nodosité cancéreuse, moins ferme, moins élastique est comme enchâssée dans un tissu infiltré et résistant ! » (1) Ici, en effet, le diagnostic ne saurait être affirmé par le toucher seul et il est de toute nécessité d'avoir recours à l'histologie. L'ablation d'un fragment de tissu malade permet seule d'éclairer sur la nature de la lésion. Lorsque la tumeur vient faire saillie du côté de la cavité vaginale, rien n'est plus simple que d'en sectionner une tranche; mais quand elle proémine du côté du canal cervical il faut préalablement faire la dilatation qui permet d'en amener un fragment au moyen de la curette, des ciseaux ou du bistouri. Cette méthode sur laquelle nous allons revenir, a permis à M. Doléris de porter un diagnostic précoce pour un cas difficile et d'instituer un traitement hâtif dont la malade ressent encore les bons effets. Sans cette précaution Mme O..., aurait conservé son noyau carcinomateux qui aujourd'hui envahirait probablement tout le col et serait peut-être absolument inopérable :

OBS. I. — Mme Oud..., 50 ans, vient consulter M. le Dr Doléris à sa clinique le 10 février 1888. Cette dame dont la mère est morte d'un cancer utérin, a eu trois enfants, le dernier accouchement a été très laborieux et a nécessité une intervention obstétricale. Depuis deux ans elle se plaint de douleurs de reins; des cautérisations fréquentes ont été faites sur le col sans amener aucune amélioration; et un écoulement tantôt jaunâtre, tantôt teinté de sang, répandant une odeur infecte, fatigue la malade dont l'état général, malgré des désordres mentaux d'apparition récente, continue à être assez bon.

Un premier examen fait à l'état de veille montre un utérus volumineux, un museau tanche à peine saillant dans le vagin, recouvert par une muqueuse rouge et enflammée et laissant écouler par son orifice un liquide à odeur fétide; les culs-de-sac sont effacés, les organes avoisinant l'utérus ne présentent aucune trace de lésions.

Un second examen est fait le 15 février sous le sommeil chloroformique. La traction abaisse difficilement le col haut situé et dont la consistance est très augmentée. La dilatation progressive est pratiquée au moyen de bougies

(1) BOUILLY. Diagnostic précoce du cancer du col de l'utérus. In *Semaine méd.*, 1886, p. 474.

et du dilatateur de Sims ; avec la curette on ramène des parcelles de tissu qui à première vue ne paraissent pas suspectes. Le palper abdominal combiné au toucher vaginal permet de sentir vers le paramétrium droit une tumeur grosse comme une petite noix qui fait corps avec le tissu cervical ; mais il est impossible de préciser et son siège exact et sa nature. Cette petite tumeur paraît régulière, arrondie et peut-être tout aussi bien un fibro-myôme qu'un nodule carcinomateux. M. Doléris penche toutefois plutôt vers cette dernière hypothèse en raison de la rétraction du col, de la mobilité imparfaite de l'utérus qui semble retenu par le ligament large droit, phénomènes peu en rapport avec le fibrome qui laisse en général à l'organe sa mobilité complète lorsque du moins il ne présente pas un volume plus considérable.

Une tige de laminaire est placée dans le col afin qu'on puisse en faire un examen plus approfondi lorsque la dilatation sera complète.

Les jours suivants des injections antiseptiques fréquentes font peu à peu disparaître l'odeur spécifique et le 28 février la malade est de nouveau endormie. Section bilatérale du col qui permet d'arriver sur une zone malade située dans la portion gauche, dans la partie la plus élevée, à l'union de l'isthme et du corps. Des débris ramenés par la curette sont friables et ressemblent à la bouillie granuleuse des fongosités épithéliales. Après un grattage très complet de cette région M. Doléris incise le tissu utérin au niveau du point correspondant à la tumeur sur laquelle il arrive en procédant couches par couches. Il l'énuclée de la paroi cervicale postérieure en réséquant au loin le tissu musculaire avec lequel elle fait corps. Puis des sutures sont appliquées sur les plaies et la malade réveillée est remise dans son lit après un pansement à l'iodoforme.

L'examen histologique a montré qu'il s'agissait d'un noyau carcinomateux.

Les suites opératoires ont été très bénignes. Mme O.., a été revue le 28 septembre ; elle se plaint de douleurs vives dont la cause est peut-être dans la reproduction de végétations intra-utérines pour l'ablation desquelles il sera probablement nécessaire de pratiquer l'hystérectomie vaginale.

Nous avons tenu à rapporter cette observation qui nous paraît intéressante à plusieurs titres. Elle montre d'abord toute la difficulté qu'il y a à porter le diagnostic dans les formes circonscrites du cancer infiltré ; elle prouve la concomitance possible d'un foyer intrapariétal isolé et de végétations épithéliales de la muqueuse indépendantes ; enfin elle est une preuve du degré de précision auquel peut être porté le diagnostic par la dilatation et le toucher intra-utérin.

b. L'infiltration *diffuse* est également une source fréquente d'erreurs ; elle simule de la façon la plus parfaite la métrite chronique, et malgré les renseignements fournis par la femme sur l'évolution de sa maladie en général ancienne, malgré la triade symptomatique considérée à tort comme propre au cancer, le toucher et le spéculum sont insuffisants. Les distinctions signalées par les gynécologues et relatives au degré de la consistance uniforme dans un cas, variable suivant les points dans l'autre, à l'aspect bosselé dans le cancer plus régulier dans la métrite, à la douleur provoquée dans le second nulle dans le premier, sont plus théoriques que pratiques, et il nous serait facile de citer des observations dans lesquelles des cliniciens rompus au métier ont commis des erreurs. Dans quelques cas le change a eu des conséquences fâcheuses puisqu'il a conduit à l'ablation totale de l'utérus pour une affection rebelle à la vérité mais non incurable par des moyens moins radicaux ; nous en connaissons même un où l'hystérectomie vaginale pratiquée dans ces conditions a été suivie de mort. Dans quelques autres le résultat a été moins mauvais et l'amputation partielle qui du reste a été préconisée comme méthode thérapeutique pour certaines métrites scléreuses, a permis de confirmer l'erreur. Donc dans cette forme particulière toujours le microscope doit juger en dernier ressort ; il sauvera quelques femmes et beaucoup d'utérus en arrêtant la main du chirurgien. Nous empruntons au mémoire de M. le Prof. Verneuil l'observation suivante résumée qui justifie cette proposition :

Obs. II. — Mme K..., 36 ans, mère de trois enfants, avait toujours joui de la meilleur santé lorsqu'en 1884, elle fut prise, sans cause appréciable, d'abondantes hémorrhagies dont la répétition finit par amener une grande faiblesse. A l'examen : Matrice mobile, très grosse, portion vaginale du col doublée de longueur et d'épaisseur, cavité cervicale béante ; parois épaisses, dures ; bosselées, museau de tanche tuméfié, mou superficiellement, induré dans la profondeur, ulcéré en plusieurs points, d'un rouge livide, saignant au moindre attouchement. La lèvre antérieure est d'un tiers au moins plus grosse que l'autre ; au niveau de l'isthme augmentation considérable des diamètres qui ne permet guère d'espérer que la section dépassera les limites du « néoplasme ». Point de douleurs, pertes blanches rares et inodores, ce qui pouvait s'expliquer par les grands soins de propreté que prenait la malade ; depuis près de deux mois écoulement constitué par du sang presque pur.

Après l'emploi de moyens hémostatiques n'ayant amené aucun résultat, M. Verneuil, croyant avoir affaire à un carcinome, décide de pratiquer une résection du col dans un but purement palliatif, les limites du mal ne paraissant pas accessibles à la chaine de l'écraseur. La lèvre antérieure est d'abord sectionnée et un examen fait immédiatement montré qu'il s'agit non pas d'une production maligne mais bien d'une métrite indurée, diagnostic qui a été confirmé ultérieurement par M. le Dr Gaucher dans le laboratoire du Prof. Potain. La lèvre postérieure n'en est pas moins abrasée dans un but très curatif cette fois, et depuis lors, la malade parfaitement guérie, a repris son commerce fatigant, sans avoir jamais présenté de rétention sanguine ni de dysménorrhée de cause mécanique. D'après des nouvelles récentes (décembre 1888) cette dame a été reprise d'hémorrhagies depuis peu de temps; en outre elle présente à l'heure actuelle des désordres cérébraux auxquels ses habitudes d'alcoolisme ne sont probablement pas étrangères.

De cette observation nous voulons retenir la difficulté du diagnostic dans les cas d'infiltration chronique diffuse du col, la possibilité et la nécessité d'infirmer ou de confirmer une première impression par un examen anatomique avant de recourir à une intervention chirurgicale grave.

III. — ÉTENDUE DE LA LÉSION

Le diagnostic anatomique offre certainement une utilité incontestable; fait avant l'opération il tranquillise le chirurgien dans l'esprit duquel peuvent persister des doutes sur la nature d'une lésion; pratiqué après l'ablation de l'utérus il confirme une opinion souvent déjà trop bien établie par les signes cliniques: sa valeur dans ce cas est donc pour ainsi dire rétrospective. A côté de ce diagnostic de laboratoire, il en est un autre à faire au lit de la malade et dont l'importance est autrement grande: c'est le diagnostic topographique qui prime toute intervention et qui, croyons-nous, doit indiquer telle méthode opératoire, contre-indiquer telle autre. Ce dernier point a été peu étudié à la Société de chirurgie où la plupart des membres ont eu surtout en vue de défendre leur opération favorite sans tenir compte des cas particuliers. Il nous sera donc permis d'y insister un peu longuement.

Nous avons vu en anatomie pathologique que la systématisation du cancer du col n'est pas absolue et que si les grandes lignes de démarcation indiquées par Rüge et Veit sont vraies dans beaucoup de cas, elles souffrent tant d'exceptions que les notions fournies par ces auteurs ne peuvent pas trouver d'application clinique constante. Certes, le chirurgien, en présence d'un épithélioma végétant d'une des lèvres du museau de tanche par exemple, sera en droit d'espérer que la lésion est superficielle et, en faisant appel à ses connaissances théoriques, que la tumeur n'envoie pas de prolongements dans le parenchyme du col. Mais ce n'est pas l'espoir qui doit être notre guide dans des questions pareilles, c'est la certitude qu'il nous faudrait. On ne peut pas toujours l'obtenir, c'est incontestable; mais on doit se demander si tous les moyens d'arriver à la plus grande précision possible sont réellement mis en pratique ; la lecture des observations publiées par les chirurgiens partisans de l'une ou de l'autre méthode ne nous a pas convaincu. La plupart pourraient se résumer en ces quelques mots : Épithélioma du col, utérus mobile ; culs-de-sac et annexes sains; vessie et rectum indemnes; pas de contre-indications générales, donc cancer limité à l'utérus et par conséquent opérable. Cette critique que nous permettront nos maîtres n'est nullement excessive et nous en appelons aux faits rapportés. Il faudrait dans les observations des cancers de l'utérus une description analogue par exemple à celle que nous trouvons pour les cancers de la langue. On ne se contente pas pour cet organe de dire simplement cancer de la pointe (donc amputation partielle ou amputation totale suivant les idées du chirurgien) ; on précise davantage les limites afin de faire porter l'exérèse au delà des tissus malades, à une distance qui est reconnue en général suffisante pour éviter les récidives locales. Les conditions sont différentes, dit-on, pour l'utérus ; c'est vrai en ce qui concerne la question des lymphatiques et nous y avons assez insisté précédemment pour qu'il ne soit pas nécessaire d'y revenir. Mais ne nous occupons que de l'organe en lui-même. Sans venir prétendre qu'un utérus est aussi facile à examiner qu'une langue, nous croyons qu'il est possible d'en pratiquer un examen beaucoup plus approfondi qu'on ne le fait généralement. L'utérus n'est pas une cavité close dans laquelle un chirurgien antiseptique doit craindre d'entrer ; ce n'est pas un organe fixe qu'il n'a pas le droit de rapprocher de lui. Il l'est dans certains cas, mais cette absence de mobilité est précisément un très bon indice de prudente abstention.

La dilatation préalable que nous préférons à l'hystérotomie bilatérale ou discission, parce qu'elle permet de remonter plus haut par le toucher intra-utérin doivent donc, croyons-nous, compléter avec le chloroforme l'examen d'un utérus sur lequel le chirurgien se propose d'intervenir par une opération complète ou partielle.

Nous laissons de côté les procédés mis en usage d'une façon journalière ; leur description ne pourrait être qu'une simple reproduction de tout ce qui a été dit et écrit : La recherche de la douleur, le toucher vaginal, le toucher rectal, le palper abdominal combinés ou non, l'hystérométrie sont trop connus pour que nous ayons besoin de les rappeler. Il n'en est peut-être pas tout à fait de même de la dilatation utérine et du toucher intra-utérin qui, si nous nous en rapportons aux observations publiées d'hystérectomie, ne semblent pas souvent avoir été mis en pratique.

La dilatation artificielle de l'utérus est certes une bien ancienne méthode puisque d'après la traduction de Littré, Hippocrate l'avait préconisée dans les cas de déviation utérine entraînant la stérilité ; mais les accidents fréquemment observés à sa suite, les imperfections de la technique l'avaient fait abandonner malgré les tentatives de Levret (1), de Samuel Lair (2) jusqu'au jour où Huguier, Valleix, Simpson, Kiwisch sont parvenus à en tracer les règles précises. Leurs tentatives n'avaient eu d'abord pour but que de remédier à la rétention menstruelle et aux accidents dysménorrhéiques ; peu à peu on entrevit la possibilité de l'appliquer à l'étude des affections intra-utérines et la plupart des ouvrages de gynécologie parus dans ces dix dernières années font mention de ce moyen sans du reste lui accorder la place prépondérante qu'il nous paraît mériter. Un des premiers chirurgiens qui ont étudié avec soin cette méthode est M. Vulliet qui, à la séance du 7 octobre 1885 (Société médicale de Genève) a donné, sur la demande de M. Haltenhoff, les résultats de sa pratique, laquelle à cette époque comprenait une vingtaine de cas de cancer traités par la dilatation lente et progressive et des cautérisations précédées ou non de grattages. Cette méthode que l'auteur n'emploie que dans les cas de cancers curables, a été étudiée

(1) Levret. *Journ. de méd. de Roux*, octobre 1773.

(2) S. Lair. *Nouvelle méthode de traitement des ulcérations de la matrice*. Paris, 1828.

et décrite en détails par son assistant A. Bétrix, dans un article inséré dans la *Revue de la Suisse romande*, 1885, p. 661. « Son but, dit M. Bétrix, est de rendre visibles les parois internes de la matrice dans toute leur étendue, d'inspecter la cavité utérine dans les moindres replis de la muqueuse et ceci à l'œil nu; une fois la cavité ouverte, de porter sous le contrôle direct de la vue, sur n'importe quelle partie des parois, quelque instrument que ce soit avec autant de facilité que si l'on opérait à ciel ouvert. » L'exécution en est bien connue en France depuis le rapport de M. Charpentier à l'Académie de médecine (12 octobre 1886) et les analyses parues dans les *Nouvelles archives d'obstétrique et de gynécologie* la même année. Il est donc inutile de la décrire.

On a adressé au professeur de Genève quelques critiques relativement à la durée de l'opération, à la douleur qu'elle provoque, à la résistance que présentent quelquefois les utérus cancéreux, enfin aux accidents qu'elle peut entraîner. Cette méthode est lente, mais dans des proportions très variables puisque pour certaines femmes trois jours ont suffi tandis que chez d'autres il a fallu cinq semaines; en moyenne la durée est de quinze jours. Ce n'est vraiment pas là un inconvénient si grand qu'il justifie une fin de non recevoir, surtout si les avantages compensent cette perte de temps. Un reproche plus grave est celui relatif à la douleur et aux accidents nerveux qui ont été signalés par M. Charpentier dans quelques cas; M. Vulliet soutient que ces troubles fonctionnels sont rares et que le plus souvent les tampons sont bien supportés; nous avons vu à la clinique de M. Doléris un certain nombre de femmes venir du dehors portant dans leur cavité utérine béante 60 à 80 centim. de gaze iodoformée sans paraître en éprouver le moindre trouble; elles allaient, venaient, vaquant à leurs affaires, sans douleurs ni fièvre; tous les jours ou tous les deux jours les tampons étaient remplacés par des nouveaux jusqu'à ce que la dilatation fut suffisante pour l'usage auquel elle était destinée. De cette façon il était facile d'examiner la cavité utérine, de la toucher et d'apprécier à l'œil les différents caractères de sa surface. M. Vulliet est allé beaucoup plus loin puisqu'il a pu en obtenir des épreuves photographiques, des moulages très exacts et qu'il a pu montrer au Prof. Schiff une muqueuse en période de menstruation, « on pouvait voir de la façon la plus nette le sang sourdre de la paroi sous forme d'une hémorrhagie capillaire en nappe ». Il est donc indiscutable que ce procédé permet de voir la cavité utérine. Les utérus cancéreux, a t-on dit, ne se prêtent pas à cette dilatation ; l'objection est fausse ainsi que l'a démontré l'auteur de la méthode, puisque c'est sur des utérus cancéreux, à cette période à laquelle la lésion n'est pas encore avancée, c'est-à dire à la période chirurgicale que les premiers essais ont été faits et ont été suivis de succès. Que quelques-uns se montrent réfractaires à ce mode d'examen, le fait est probable et n'a rien qui doive surprendre. C'est au chirurgien à savoir arrêter ses tentatives lorsqu'elles paraissent devoir être infructueuses ou entraîner des accidents. Ce dernier argument a été également avancé et sans plus de preuves ; les cas où l'on a signalé des pelvi-péritonites sont liés à un défaut d'antisepsie et il ne faut pas rendre la méthode responsable d'un échec dont la faute incombe toute entière au chirurgien. Du reste, nous ferons remarquer que lorsque M. Vulliet dilate dans un but thérapeutique un utérus cancéreux, c'est pour examiner de visu toute l'étendue de sa surface ; il faut donc que cette dilatation soit complète : pour nous, au contraire, cette dilatation n'est faite qu'en vue du diagnostic topographique au moyen du toucher intra-utérin. Il est donc inutile, sauf pour certains cas où le doigt ne renseigne pas suffisamment, de pousser aussi loin la dilatation qui devient plus rapide, moins dangereuse et plus facile à exécuter. En outre le chirurgien n'est pas obligé de suivre pas à pas la méthode de M. Vulliet et peut très bien substituer la laminaire, l'éponge préparée aux tampons iodoformés ; ce que nous voulons faire ressortir c'est beaucoup moins le procédé que le principe de la dilatation, manœuvre précieuse du moment qu'on la fait dans des conditions telles qu'elle est exempte de dangers.

L'utérus dilaté par un procédé quelconque est attiré à la vulve au moyen d'une pince érigne ; le doigt absolument aseptique est introduit dans la cavité du col et du corps ; il en explore la surface, en apprécie les modifications de consistance, les saillies, les dépressions. Combiné avec le palper abdominal pour la paroi antérieure, avec le toucher rectal pour la paroi postérieure, il en distingue les parties indurées qui tranchent sur la souplesse normale du tissu utérin, en limite l'étendue, les rapports, absolument comme pour le cancer de la langue. Est-ce à dire que toujours, dans tous les cas, le chirurgien pourra affirmer que le néoplasme s'étend à tant de centimètres de profondeur et qu'au delà il n'y a que du tissu sain ; loin de nous pareille affirmation. De même que pour la langue, des traînées épithéliales que le microscope seul peut déceler, échapperont forcément à son investigation ; mais du moins il sera renseigné sur les limites perceptibles du cancer et surtout il pourra juger s'il existe des noyaux isolés à distance. Sa décision reposera donc sur des arguments autrement solides que ceux qui découlent du simple toucher vaginal qui ne peut que fournir des renseignements sur l'état des culs-de-sac, notion précieuse sans doute, mais assurément bien insuffisante lorsqu'il s'agit de prendre une décision aussi grave que celle d'une hystérectomie pour une maladie qui, au point de vue de la femme, n'entraîne que peu de troubles fonctionnels dans les débuts et ne paraît par suite nullement exiger une pareille thérapeutique.

Cette méthode, au point de vue de sa valeur diagnostique, n'en est plus à faire ses preuves ; outre les observations de Vulliet, de Doléris, de nombreuses thèses parues dernièrement à la Faculté insistent avec preuves à l'appui sur l'importance de la dilatation utérine, sur la précision qu'elle permet d'apporter dans l'étude des affections développées dans la cavité de cet organe. Bien que l'observation suivante ne se rapporte pas immédiatement à notre sujet, nous demandons à la transcrire pour montrer qu'un examen méthodique et complet de la cavité utérine permet souvent de reconnaître et de délimiter des lésions situées en des régions que le toucher vaginal seul ou combiné est incapable de déceler. Cete observation est consignée dans la thèse de M. Veper (1) à qui M. Doléris l'a communiquée : « Au mois d'avril 1886, j'ai assisté à une hystérectomie pratiquée par Léopold à la Maternité de Dresde. La malade présentait l'aspect extérieur d'une femme en bonne santé, l'embonpoint était conservé. L'examen des organes génitaux, fait avec le plus grand soin, ne révélait aucune lésion appréciable aux moyens ordinaires d'exploration, palper, toucher, cathétérisme. Il n'y avait eu comme symptômes fonctionnels, que des pertes sanguines et séreuses. Néanmoins, l'exploration avec la curette précédée de la dilatation, avait autorisé l'opérateur à formuler un diagnostic d'une précision étonnante.

(1) Veper. *De la dilatation artificielle de l'utérus en gynécologie.* Th., Paris, 1887.

J'assistai aux divers temps de l'ablation de l'utérus, avec une curiosité croissante, car jusqu'au bout rien ne vint révéler l'existence d'un néoplasme utérin. L'utérus une fois enlevé, le doute fit place pour moi à la curiosité, car l'organe avait un volume ordinaire, normal, je croyais presqu'à une erreur. Cependant, dès qu'il fut incisé, je fus aussi étonné que satisfait de constater la présence d'un noyau sarcomateux, inclus dans la paroi utérine tout près de la trompe. Le volume de ce noyau ne dépassait guère celui d'une petite aveline et faisait un très léger relief dans la cavité utérine. »

De même que la dilatation permet par le toucher intra-utérin de limiter souvent le néoplasme, de même le chloroforme permet de préciser l'envahissement des annexes. Ce moyen, si malmené tout récemment, est adopté par presque tous les chirurgiens. Certes chez les femmes maigres, à parois abdominales très dépressibles, on peut fréqemment examiner les ligaments larges et se rendre compte de leur souplesse et de leur élasticité. Mais chez les personnes nerveuses qui contractent leurs muscles abdominaux, chez celles qui sont chargées d'embonpoint, cette recherche est bien difficile et les renseignements fournis à l'état de veille sont bien infidèles. Que de fois la malade étant anesthésiée n'a-t-on pas constaté des lésions qui avaient échappé à des recherches antérieures. Notre excellent maître M. Périer nous a communiqué deux faits qui lui sont personnels : « J'ai eu deux fois l'occasion, nous écrit-il, de pratiquer l'hystérectomie vaginale et chacune des deux fois, lorsque la malade a été dans l'anesthésie complète, j'ai pu, par l'exploration, constater un état d'engorgement des ligaments larges qui contre-indiquait l'opération et qui m'avait échappé à un examen antérieur ». Bien d'autres chirurgiens pourraient citer des faits analogues où, trompés par un examen superficiel, ils avaient cru à une mobilité de l'utérus, à une limitation du mal qui n'étaient qu'apparentes et que des recherches sous le chloroforme ont permis de reconnaître inexactes. Pourquoi donc repousser systématiquement ce mode d'investigation ? Même après la dilatation, même après le chloroforme il restera encore bien assez de points inconnus, ne serait-ce que l'état des ganglions pelviens, pour qu'on ne cherche pas à élucider au moins ceux qui peuvent l'être par tous les procédés faciles et sans dangers.

CHAPITRE II

HYSTÉRECTOMIE VAGINALE TOTALE

Pour pouvoir apprécier la valeur de cette opération il faut en connaître d'abord :

1° Les résultats immédiats.

2° Les suites éloignées.

1° RÉSULTATS IMMÉDIATS

Cette première partie du problème serait relativement facile à établir si l'on se contentait de prendre les chiffres en bloc sans les discuter; mais ce mode de procéder ne peut, croyons nous, nous fournir que des renseignements peu fructueux. Il ne suffit pas de savoir combien de malades ont succombé à l'opération, combien ont survécu pour en tirer un pourcentage capable de nous éclairer sur son degré de gravité; il faut tenir grand compte de l'époque à laquelle l'opération a été pratiquée, de l'expérience du chirurgien et des conditions dans lesquelles il est intervenu. C'est pourquoi nous donnons plusieurs statistiques.

Dans une première, nous prenons tous les cas que nous avons pu réunir en séparent toutefois ceux qui ont été observés en France et à l'étranger; les statistiques allemandes sont plus nombreuses que les nôtres, nous y avons donc recours fréquemment, car elles nous fournissent d'excellents éléments d'appréciation. Il ne faut cependant pas en exagérer l'importance : bien des détails manquent et il est très probable que l'on additionne des cas différents et par l'étendue des lésions et par les causes de la mort qui ne sont point rapportées; aussi nous attachons plus d'intérêt aux observations françaises dont le contrôle est plus facile pour nous et dont l'appréciation devient par suite plus précise.

Dans une seconde statistique nous étudions la mortalité par opérateur et années ; c'est là, croyons nous, le meilleur moyen pour juger la gravité décroissante de l'hystérectomie totale à mesure que les chirurgiens se familiarisent avec la technique et les indications opératoires.

Dans une troisième statistique nous séparons les cas dans lesquels l'opération a été faite pour des cancers limités de ceux dans lesquels on est intervenu malgré un envahissement certain des organes avoisinant l'utérus (ligaments larges, vessie, rectum, etc.). Cette dernière a été pour nous extrêmement difficile à établir et beaucoup de faits ont dû être passés sous silence ; nous en avons donné les motifs dans notre introduction.

STATISTIQUE ÉTRANGÈRE

	TOTAL	MORTS	GUÉRISONS	PROPORTIONS
Brennecke	21	0	21	0.00 p. 0/0
Czerny	81	26	55	30.58
Duvelius	59	5	54	8.30
Fritsch	60	7	53	11.66
Güsserow	253	59	194	23.33
Haidlen	52	19	33	36.53
Hegar et Kaltenbach	257	60	197	23.00
Heilbrun	22	1	21	4.54
Klotz	17	0	17	0.00
Léopold	42	4	38	9.52
Martin (de 1880 à 1887)	66	11	55	16.66
Mathews Duncan	276	78	198	28.00
Mundé	256	63	193	24.60
Olshausen	47	12	35	25.53
Schrœder	74	12	62	16.61
Staude	22	1	21	4.54
	1605	358	1247	16.46 p. 0/0

Cette statistique n'est qu'une partie de celle publiée par notre excellent ami Sécheyron qui comprend 2717 cas ; nous avons été obligé de distraire les chiffres de Duncan, de Schmidt, car la somme des guérisons et des morts ne correspond pas avec le total des cas publiés par ces opérateurs ; nous avons fait de même pour les deux statistiques de Sarah-Post qui ne donne pas le nombre des guérisons et des morts.

STATISTIQUE FRANÇAISE

NOMS DES CHIRURGIENS	NOMBRE DES OPÉRATIONS	GUÉRISONS	MORTS	PROPORTIONS
Péan	38	31	7	18.42 p. 0/0
Bouilly	29	22	7	24.14
Richelot	24	15	9	37.50
Terrier	21	17	4	19.04
A. Marchand	7	3	4	
Polaillon	6	4	2	
Pozzi	6	5	1	
Demons	6	4	2	
Trélat	5	4	1	
Labbé	5	4	1	
Doyen	5	4	1	
Lanelongue	4	4	0	
Dudon	3	1	2	
Kirmisson	3	1	2	
Doléris	3	2	1	
Télenat	3	3	0	
Paquet	3	3	0	
Monod	2	2	0	
Segond	2	0	2	
G. Marchand	2	2	0	
Berger	2	0	2	
Reynier	2	2	0	
Mandillon	2	1	1	
Buffet	2	1	1	
Tillaux	1	1	0	
Périer	1	0	1	
Le Dentu	1	0	1	
Schwartz	1	1	0	
Gillette	1	1	0	
Jalaguier	1	0	1	
Picqué	1	0	1	
Piéchaud	1	1	0	
Le Bec	1	0	1	
Rohmer	1	0	1	
	195	139	56	28.71 p. 0/0

Il nous est impossible, en raison de leur nombre trop considérable, de rapporter toutes ces observations en détail : c'est pourquoi nous avons soin de donner à la fin de notre thèse un index bibliographique qui permettra de les retrouver facilement. Du reste presque toutes sont déjà publiées et la plupart d'entre elles ont été tout au moins signalées lors de la dernière discusssion à la Société de chirurgie. Celles de MM. Picqué, Jalaguier, Doléris (2) sont inédites; nous les reproduisons, à l'exception de la première que nous n'avons pu nous procurer, mais dont nous tenons le résultat de l'opérateur lui-même.

Obs. III (1). — Mme S..., 35 ans, réglée à 15 ans, mariée à 22, a eu 4 grossesses. Son père est mort tuberculeux, sa mère est bien portante; elle-même a toujours joui d'une bonne santé jusqu'à il y a 8 mois, époque à laquelle survinrent des pertes qui, depuis, se sont montrées continuellement. Elle ne souffre pas, mais se trouve très incommodée par cet écoulement infect qui l'épuise.

A l'examen : le vagin et les culs-de-sac sont libres; l'utérus est mobile et semble légèrement augmenté de volume. Le col est gros, saignant, fongueux; la surface de l'orifice externe ouvert, en ectropion, présente cet aspect grenu habituel aux érosions papilliformes. En remontant vers la cavité cervicale, on trouve la muqueuse recouverte de végétations qui deviennent de plus en plus abondantes et se prolongent très haut dans l'intérieur. Quelques fragments sont enlevés avec la curette et permettent d'établir très nettement par le microscope qu'il s'agit d'un épithélioma cylindrique d'origine glandulaire.

Hystérectomie vaginale le 11 novembre 1887. L'abaissement de l'utérus est facile; incision à 1 cent. 1/2 environ des bords malades du col; décollement de la vessie avec l'ongle et la spatule; ce temps provoque une légère hémorrhagie. Incision du cul-de-sac postérieur. Pincement du ligament large droit avec une pince dont les deux branches sont introduites séparément; section du ligament; bascule latérale de l'utérus; 2e pince à gauche et section; extraction. Il persiste un écoulement sanguin qui oblige à enlever le premier pansement et à en faire un second après forcipressure des vaisseaux qui continuaient à donner.

(1) Cette observation ainsi que la suivante nous a été obligeamment communiquée par M. Doléris.

Les jours suivants aucune fièvre, mais on s'aperçoit de l'existence d'une fistulette vésico-vaginale dont la réparation a nécessité deux opérations consécutives.

Mme S..., a été revue le 24 janvier 1889; la cicatrice est souple et il n'y a aucune trace de récidive locale ou à distance.

Obs. IV. — Mme Aut..., 46 ans, réglée à 12 ans, mère de 6 enfants dont le plus jeune a 8 ans, sans antécédents héréditaires (le père et la mère vivent) se plaint de fréquentes leucorrhées depuis sa dernière grossesse. Depuis 6 mois elle éprouve dans la région de l'hypogastre des douleurs tantôt lancinantes tantôt sourdes, accompagnées d'un écoulement rosé et fétide.

Dans un premier examen le Dr Nitot, après avoir dilaté l'orifice cervical, constate une tumeur sessile, largement adhérente à la lèvre postérieure et remplissant toute la cavité du col. Cette tumeur ulcérée, saignante, laisse continuellement écouler une sérosité abondante qui répand une odeur infecte.

M. Doléris, qui l'examine quelques jours après, trouve que l'utérus est régulièrement développé et présente le volume d'une grosse poire; la distinction en corps et col n'existe plus et sa forme générale est celle d'un ovoïde incliné à gauche et en arrière. Le segment cervical, régulièrement développé offre au fond du vagin une tumeur hémisphérique analogue à celle que l'on rencontre lorsque le col de l'utérus est en dilatation moyenne par la présence d'une tête fœtale. Le tissu cervical est souple; l'orifice externe offre les dimensions d'une pièce de 1 fr.; les parois et les culs-de-sac du vagin sont libres et le col est très rapproché de la vulve. Par le toucher intra-utérin on a la sensation d'une tumeur dure, implantée sur la paroi latérale droite et sur les parois antérieure et postérieure. L'orifice utérin est dirigé à gauche; ses parois sont constituées du côté droit par la tumeur, du côté gauche par le tissu cervical lui-même; elles sont déchiquetées, dentelées et laissent passer entre elles quelques végétations.

Hystérectomie non prévue le 11 janvier 1887. Sous le chloroforme M. Doléris reconnait d'abord que la lèvre postérieure est complètement détruite par la dégénérescence sur la nature de laquelle il n'y a plus aucun doute à avoir; seul son revêtement vaginal forme un bourrelet peu saillant. Lorsqu'on refoule fortement le cul-de-sac gauche on sent que le tissu cellulaire de la base des ligaments larges est induré et rigide, ce qui est probablement dû à une propagation du néoplasme. Le cul-de-sac droit est libre. En arrière, le paramétrium est pris aussi bien qu'en avant; impossibilité d'abaisser l'utérus. Il ne reste que la lèvre antérieure, ayant à peu près son apparence normale, si on la considère du côté du vagin. Le toucher intra-utérin montre que le col entier, jusqu'au-dessus de l'orifice interne, est converti en une sorte d'excavation irrégulière par suite du progrès de la dégénérescence qui a comme sculpté les tissus; on passe directement dans la cavité du corps dont le doigt explore aisément toutes les parties. Il est manifeste que l'on a affaire à cette variété de cancer qui, né dans la cavité cervicale, tend à envahir le paramétrium pour gagner rapidement les annexes; le vagin en effet n'est en aucune façon compromis.

J'essaie d'enlever toutes les parties dégénérées avec la curette; je m'aperçois vite que le processus a gagné en arrière profondément et qu'il y a grand danger de perforer la paroi utérine si l'on veut faire l'abrasion complète des tissus malades; en effet, à un moment donné, la paroi est ouverte par l'action de la curette en un point correspondant au niveau de la réflexion péritonéale. Ce traumatisme me décide à pratiquer l'hystérectomie contrairement à mon idée première.

L'incision de la cloison vésico-utérine est longue et pénible, car la paroi vésicale est envahie par le cancer sur les 2/3 supérieurs de la portion connexe avec l'utérus. Elle se rompt par la simple pression du doigt en raison de la friabilité extrême du tissu. Quant à la paroi postérieure, il faut, pour la détacher, sculpter en plein tissu morbide; toutefois l'application des pinces sur le ligament large droit est possible grâce à l'introduction séparée des branches. Section de ce ligament le long de la pince. La bascule de l'utérus est impossible, et il faut, de toute nécessité, appliquer la seconde pince à gauche, l'organe étant en place. Section du ligament large gauche. Extraction très pénible de l'utérus dont le volume est considérable.

Tout le segment inférieur avait été pour ainsi dire déchiqueté au cours de l'opération à cause de sa friabilité extrême. Le ligament large gauche, saisi par la pince, est notoirement le siège d'un envahissement du cancer qui doit aller jusqu'à la paroi latérale du bassin et la pince porte sur des tissus dégénérés. Cette constatation d'un fait soupçonné antérieurement aggrave de toutes façons le pronostic qui, du reste ne tarde pas à se réaliser.

Après cette opération qui a duré 1 heure 1/4 et qui n'a pourtant pas amené une grande perte de sang, la malade est reportée dans son lit. Le 17 (6e jour) elle succombe à des troubles urinaires aggravés par le choc, précédent.

Obs. V (due à l'obligeance de M. Jalaguier). Mme T..., 30 ans, mariée pas d'enfants. Début du mal il y a six mois. Pertes sanguines presque continues, mais peu abondantes. Douleurs presque nulles. Aspect général assez satisfaisant; cependant, depuis quelques semaines la malade a notablement maigri.

Épithélioma ulcéreux ayant presque complètement détruit les deux lèvres et remontant dans la cavité du col, mais ayant respecté les culs-de sac vaginaux qui sont absolument souples. L'utérus n'est pas augmenté de volume; il est très mobile.

Hystérectomie le 20 août 1887, avec l'aide de MM. Charles Monod et Brun. Les premiers temps de l'opération s'effectuent sans difficultés; une longue pince est placée sur le ligament large gauche et serrée au dernier cran; le ligament large est sectionné aux ciseaux, aussi près que possible de l'utérus. Au moment où cette section est achevée, le clamp lâche prise et le sang fait irruption; la compression faite avec des éponges l'arrête momentanément et l'opération est rapidement terminée après la bascule de l'utérus et application de deux pinces sur le ligament large droit. Après l'ablation des éponges l'hémorrhagie se reproduit avec violence. On peut enfin, non sans peine, saisir l'ovaire gauche, l'attirer et placer, un peu à l'aveugle, au-dessous de lui, deux pinces sur le ligament large. Le sang cesse de couler.

Tamponnement avec de la gaze iodoformée.

La malade très affaiblie est reportée dans son lit. Injections d'éther; boules chaudes, lavements de champagne. Le pouls remonte peu à peu et la malade se réveille bien.

A six heures du soir, le pouls quoique faible, est régulier; la situation paraît s'améliorer.

Le lendemain matin 21 août, le pouls est bon, le facies n'a rien d'inquiétant; la malade se sent assez bien; elle a rendu par le cathétérisme une notable quantité d'urine, le pansement extérieur est à peine souillé.

La journée se passe bien; à six heures du soir la malade demande du bouillon qu'elle prend avec plaisir. Une demi-heure après elle meurt brusquement sans que rien ait permis de prévoir un dénouement aussi subit.

A l'autopsie on ne trouve rien; les vaisseaux du ligament large n'ont pas saigné. La mort est évidemment due à une syncope.

Cette proportion de 28.71 p. 100 est supérieure à celle trouvée par MM. Tréguier, Estor, Sécheyron; la différence s'explique par le plus grand nombre de cas rapportés et dus à des chirurgiens qui n'ont encore fait qu'un nombre très restreint d'hystérectomies.

Voici du reste les chiffres indiqués par les différents auteurs de travaux d'ensemble faits en France sur cette question :

En 1884, MM.	Doche...............	42.85	p. 100
1886,	Gomet..............	31.25	—
1887,	Tréguier............	24.47	—
1888,	Estor...............	25	—
1888,	Sécheyron...........	23.8	—

Dans un travail publié l'année dernière, dans le *Deutsche Zeitschrift für chirurgie*, le Dr Berns donne la statistique suivante dont la plupart des éléments paraissent lui avoir été fournis par les chirurgiens eux-mêmes :

NOMS DES CHIRURGIENS	NOMBRE DES OPÉRATIONS	GUÉRISONS	MORTS	PROPORTIONS
Olshausen { 1re série....	2[illegible]	15	7	»
Olshausen { 2e série....	23	24	4	»
Fritz.............	60	53	7	»
Martin............	41	31	10	»
Czerny............	8	5	3	»
Léopold...........	26	24	2	»
Klotz.............	17	17	0	»
Staude............	14	14	0	»
Hahn..............	7	6	1	»
	223	189	34	15,2 p. 100

Le Dr Berns dit pouvoir ajouter 2 cas sans mort opératoire dûs au Dr Wartmann d'Arnheim et ses observations personnelles dans lesquelles nous sommes obligé de faire un choix : l'obs. X de son mémoire est relative à un cancer du corps de l'utérus; l'obs. XIII est une hystérectomie abdominale; l'obs. XIV est une amputation conique du col. l'obs. XV est une amputation supra-vaginale. Il nous reste donc 11 observations auxquelles il faut ajouter 2 cas qu'il dit avoir opérés depuis la publication de son travail et 2 cas du Dr Wartmann, soit 15 hystérectomies vaginales nouvelles sans mort opératoire; de la sorte nous arrivons au total de 223 + 15 = 238 avec 34 décès, soit une proportion de 14.11 0/0.

Dans la suite de son mémoire le Dr Berns cherche à prouver que ce chiffre de 14 11 0/0 est encore trop élevé et que, en choisissant les opérateurs, on arrive à une moyenne bien moins forte. Si, dit-il, nous mettons de côté les 8 cas de Czerny avec 3 morts, la 1re série d'Olshausen (22 cas avec 7 morts), les 41 cas de Martin avec 10 morts, il nous reste 152 cas + 15 = 167 cas avec 15 morts, soit 9 0/0. Pour cette élimination il se fonde sur l'époque déjà reculée à laquelle Czerny, Olshausen, Martin ont opéré; leur mortalité serait plus faible aujourd'hui que la technique est plus perfectionnée. En outre, dit-il, il ressort clairement d'une communication de Fritz et d'une lettre d'Olshausen qu'ils ont plusieurs cas de mort qui ne doivent pas être attribués à l'opération, par exemple, des cas d'intoxication iodoformique et d'embolie pulmonaire. Si l'on était en état de séparer ces derniers chez les autres opérateurs il deviendrait de plus en plus évident que la mortalité ne dépasserait pas 5 0/0, chiffre qu'il compte même voir baisser à l'avenir.

Dans la *Médic. chronic.*, fév. 1888, M. Sinclair, rapporte 6 observations personnelles d'hystérectomie vaginale; les deux premières ont été suivies de mort opératoire; la troisième a survécu trois mois seulement; les trois autres ont guéri complètement. L'auteur termine son article par un aperçu des statistiques publiées en Allemagne; il arrive au même chiffre de mortalité que le Dr Berns:

Sur 311 opérations il a trouvé 47 morts soit 15 0/0.

Cette proportion se rapproche beaucoup de celle que nous avons trouvée dans notre première statistique : 16.46. Elle représente donc à peu près exactement le chiffre de la léthalité immédiate pour les hystérectomies pratiquées en Allemagne pendant la période moderne.

NOMS DES CHIRURGIENS	NOMBRE D'OPÉRATIONS	GUÉRISONS	MORTS	PROPORTIONS
MM. Péan.	38	31	7	18.42 p. 100
Bouilly. . . .	29	22	7	24.14 »
Richelot.. . .	24	15	9	37.50 »
Terrier. . . .	21	17	4	19.04 »
	112	85	27	24.775 »

La mortalité pour chaque opérateur pris en particulier et en comptant tous les cas de sa pratique est bien plus considérable pour les chirurgiens français que pour les chirurgiens étrangers. Cette différence va se trouver remarquablement compensée dans la statistique suivante où nous envisageons les cas par années.

STATISTIQUES PAR ANNÉES

1° — *Statistique étrangère.*

Sarah Post indique pour les opérations			antérieures à 1881	37	p. 10
—	—	—	en 1881 et 1882	27	—
—	—	—	en 1883	23.78	—
—	—	—	en 1884	25.23	—
—	—	—	en 1885	20.28	—
Hegar, sur 257 faits, trouve			en 1886	22	—
Berns dans son mémoire donne			en 1887		—

Ce dernier chiffre correspond assez exactement à celui de Martin qui, se basant sur 311 cas opérés jusqu'à la fin de 1886, obtient une moyenne de 15 1/0. Il y a évidemment une dissemblance très grande entre les chiffres indiqués par Martin et par Hégar pour la même période opératoire ; nous en avons recherché la cause, mais il nous a été impossible de la trouver.

2° — *Statistique française.*

De même que dans notre statistique précédente nous ne prenons que les cas des quatre chirurgiens français qui ont fait un nombre suffisant d'hystérectomies pour qu'on puisse apprécier les résultats fournis par l'expérience et par le choix des cas. En ce qui concerne M. Richelot qui a annoncé à la Société de chirurgie 24 hystérectomies et 9 m[illegible]rts (chiffre consigné par M. le Prof. Verneuil dans son tableau), nous n'avons pu trouver que 20 observations publiées ; de plus l'une d'elles (*Union médicale*, 11 décembre 1887, p. 153). Mme B... est atteinte d'un épithélioma intra-utérin et ne peut par conséquent pas entrer en ligne de compte.

		en 1882	en 1884	en 1885	en 1886	en 1887	en 1888
MM. Péan	38	1 c. 1 m.	2 c. 0 m.	1 c. 1 m.	3 c. 0 m.	15 c. 5 m.	16 c. 0 m.
Bouilly	29	»	»	»	9 c. 3 m.	8 c. 2 m.	12 c. 2 m.
Terrier	21	»	»	3 c. 1 m.	7 c. 2 m.	7 c. 1 m.	4 c. 0 m.
Richelot	19	»	»	1 c. 1 m.	9 c. 3 m.	7 c. 0 m.	2 c. 0 m.

Donc en 1883	5 cas	3 morts	60	p. 100
en 1886	28 cas	8 morts	28.57	»
en 1887	37 cas	8 morts	21.6	»
en 1888	34 cas	2 morts	5.88	»

La mortalité de 1883 (60 0/0) s'explique par le nombre très restreint des opérations pratiquées par les quatre chirurgiens que nous citons ; en réunissant tous les cas publiés en 1883 nous arrivons au total de 15 avec 5 décès, cas de 33.3 0/0 chiffre qui est plus en rapport avec la mortalité des années suivantes.

En 1888, la mortalité pour les opérations pratiquées seulement par les quatre chirurgiens précédents n'est plus que de 5.88 0/0, proportion magnifique pour laquelle, il est vrai, plusieurs femmes ont payé les frais d'apprentissage, mais qui légitime pleinement l'hystérectomie totale appliquée à certaines formes du cancer utérin. Le vœu formulé par M. Richelot qui demande de voir la mortalité descendre à 10 0/0 est donc pleinement exaucé, et, en ne se plaçant qu'à ce point de vue, l'hystérectomie vaginale a conquis ses droits d'entrée dans la thérapeutique chirurgicale française. Mais en est-il de même au point de vue de la cure du cancer ? En sommes-nous aux 50 0/0 de guérisons parfaites que réclame le chirurgien de l'hôpital Tenon ?

II. — SUITES ÉLOIGNÉES

1°. — *Statistique étrangère.*

NOMS DES CHIRURGIENS	NOMBRE D'OPÉRÉES	VIVANTES AU BOUT DE						
		1 an	1 an 1/2	2 ans	3 ans	4 ans	5 ans	6 ans
MM. Léopold . . .	38	16	9	5	2	»	»	»
Schrœder. . .	62	20	10	7	4	»	»	»
Fritsch. . . .	53	17	»	4	2	»	»	»
A. Martin. . .	55	35	32	25	20	5	3	2
	208	88	51	41	28	5	3	2

En réduisant au nombre 100, la proportion des guérisons sans récidives nous trouvons :

Au bout de 1 an	88/208	42.30 p. 100
Au bout de 1 an 1/2.	51/155	32.90 »
Au bout de 2 ans.	44/208	21.15 »
Au bout de 3 ans.	28/208	13.41 »
Au bout de 4 ans.	5/208	2.40 »

Nous avons lu et étudié la statistique d'A. Martin qui a paru dans son récent ouvrage (1); les conclusions auxquelles arrive l'auteur nous paraissent fort discutables.

Elle se compose de 94 cas opérés tant par lui que par Duvelius à sa clinique, de juin 1880 à janvier 1887. Sur ces 94 cas, 66 fois l'ablation de l'utérus permit de supprimer toutes traces du néoplasme; 28 fois, l'utérus fut extirpé, mais il resta des vestiges de dégénérescence dans le voisinage et, au point de vue de la cure radicale, ces malades ne retirèrent aucun bénéfice de l'opération; au contraire 18 femmes succombèrent dans les 15 premiers jours qui suivirent l'intervention (p. 375) soit 64.32 p. 100.

Prenons les 66 cas dans lesquels la lésion était limitée à l'utérus et put être enlevée complètement; nous trouvons que 11 femmes, c'est-à-dire 16.66 0/0 moururent des suites de l'hystérectomie. Sur les 55 survivantes il en est 11 que Martin ne fait pas entrer en ligne de compte en raison de l'époque trop rapprochée de l'opération.

Il nous reste donc 44 malades dont 13 ont présenté des récidives; l'auteur en conclut : « Ce qui donne pour l'hystérectomie chez les cacinomateuses un chiffre de 70 0/0 de guérisons ». Nous sommes loin d'aboutir au même résultat. Martin en effet passe sous silence les 28 cas dans lesquels le cancer a continué, les 11 cas dans lesquels les femmes ont succombé à l'opération : cette petite remarque a pourtant bien son importance et elle nous paraît singulièrement assombrir ce chiffre de 70 0/0 de guérisons.

En effet sur 94 opérées, 39 (11 morts opératoires et 28 continuations du mal) ont succombé ou n'ont retiré aucun bénéfice de l'opération; 13 sur les 44 qui restent (défalcation faite des 11 opérées depuis trop peu de temps) sont en récidive. Nous n'avons donc en réalité que 31 guérisons (et encore toutes ne sont pas définitives), sur 83 opérées depuis assez longtemps, ce qui en chiffres précis fait 37.3 0/0; nous sommes donc loin du chiffre de 70 0/0 donné par l'auteur.

(1) A. Martin. *Loc. cit.*

Pour résumer cette discussion un peu aride nous dirons, sur 83 opérées :

11 morts opératoires.
13 récidives.
28 continuations du mal.

C'est-à-dire 52 insuccès immédiats ou éloignés, ce qui donne une proportion de 62.6 0/0, chiffre qui correspond aux 37.3 0/0 de succès que nous indiquons plus haut.

Dans l'article d'Hofmeier que nous avons également lu et étudié nous trouvons 40 hystérectomies totales avec 10 morts opératoires, soit 25 0/0.

Restent 30 malades dont 1 a été perdue de vue trop tôt pour qu'elle puisse servir à l'étude de la survie.

Sur les 29, on a constaté 15 récidives dans la 1re année.

Pour les 14 nous trouvons :

En 1880	4 op. —	1re, 2e, récidive au bout d'un an 1/2.
		3e, saine au bout de 4 ans, meurt d'apoplexie.
		4e, perdue de vue au bout de 2 ans 1/2.
En 1881. —	1 op. —	Perdue de vue au bout de 3 ans 1/2.
En 1882. —	2 op. —	1re, 2e, récidives au bout d'un an 1/2.
En 1883	6 op. —	1re, récidive au bout de 2 ans.
		2e, 3e, saines au bout de 3 ans.
		4e, récicive au bout d'un an 1/2.
		5e, saine au bout de 2 ans 1/2.
		6e, récidive au bout d'un an 1/2.
En 1884. —	1 op. —	saine au bout de 2 ans.

Hofmeier dans ce plaidoyer brillant et parfois humoristique en faveur de l'hystérectomie partielle fait remarquer que sur ces 14 malades 7 ont une récidive dans la 2e année et que si l'on prend la fin de la 2e année pour établir la valeur thérapeutique de l'extirpation totale on arrive au chiffre de 24 0/0, comme guérisons complètes à peu près assurées. Cette proportion est donc plus faible que celle qui nous paraît découler de la statisque d'A. Martin, d'après laquelle nous trouvons 37.3 0/0. La différence tient à la pratique de Schrœder qui ne préconise l'intervention totale que dans les cas où l'amputation partielle n'est plus applicable.

En résumé nous voyons que les résultats définitifs des chirurgiens allemands se chiffrent par 30 0/0 environ de guérisons après l'hystérectomie totale.

2°. — *Statistique française.*

Comme on l'a dit et répété à la Société de chirurgie l'hystérectomie vaginale est une opération encore trop jeune en France pour qu'on puisse dès aujourd'hui en inscrire les bienfaits ou en signaler les mécomptes. Il faudra encore plusieurs années avant de porter sur elle un jugement définitif ; cependant, ainsi que le prouvent les chiffres suivants, bien des malades opérées avec espoir de guérison radicale sont en récidive et suffisent à modifier le jugement par trop optimiste d'un de nos maîtres sur la curabilité du cancer utérin.

Nous avons réuni 98 cas de cancers limités ; avant d'en donner les résultats nous désirons nous expliquer sur ces expressions de cancers limités et de cancers propagés qui nous paraissent prêter à la confusion. Pour nous un cancer sera dit propagé lorsqu'on aura constaté cliniquement avant ou après l'hystérectomie totale qu'il existe des noyaux néoplasiques dans l'un quelconque des organes avoisinant l'utérus (tissu cellulaire, ligaments larges, parois du vagin, vessie, rectum, etc.). Si au contraire le néoplasme n'a pas franchi la surface externe de l'utérus, il sera dit limité et lorsque plus tard le chirurgien constatera localement des foyers de répullulation il aura une récidive locale et non pas une continuation du mal, quelle que soit l'époque à laquelle la maladie aura repiqué. Sans cette distinction qu'il nous paraît utile d'admettre, on serait toujours en droit de soutenir que le cancer n'a pas été enlevé complètement, que par suite l'intervention n'a été que palliative et qu'il faut s'en prendre à l'opérateur et non à l'opération si elle n'a pas guéri la malade. Si l'hystérectomie doit bénéficier des guérisons elle doit aussi être rendue responsable des insuccès et qu'on ne vienne pas nous objecter que nous avons fait une opération incomplète ; du moment que nous n'avons pas pu constater de lésions de voisinage, notre opération a été complète, cliniquement du moins. C'est faux en principe puisqu'on doit bien admettre en fin de compte qu'un bourgeon cancéreux qui apparaît dans la plaie ou à distance a été laissé par le chirurgien, mais c'est vrai en pratique puisqu'il était inaccessible à nos moyens actuels d'investigation.

L'analyse des 98 cas suivants limités, au moins en apparence, nous donne comme résultats définitifs :

59 ont présenté des récidives et 31 femmes sont mortes.

39 n'ont pas présenté de récidives.

Les 59 récidives se répartissent comme il suit :

15	récidives	de 0 à 6 mois.
29	—	de 6 mois à un an.
10	—	de un an à 18 mois.
3	—	de 18 mois à 2 ans.
1	—	de 2 ans à 2 ans et demi.
1	—	après deux ans et demi.

Les 31 morts sont survenues :

6	morts	de 0 à 6 mois.
15	—	de 6 mois à un an.
5	—	de un an à 18 mois.
5	—	de 18 mois à 2 ans.

Les 28 qui restent sont encore vivantes ou du moins étaient encore vivantes la dernière fois que les chirurgiens ont obtenu des nouvelles de ces opérées.

Les guérisons, au nombre de 39 ont été constatées :

7	guérisons	de 0 à 6 mois.
6	—	de 6 mois à un an.
11	—	de un an à 18 mois.
7	—	de 18 mois à 2 ans.
8	—	au-dessus de 2 ans.

Ces 8 dernières malades appartiennent à MM. Dudon (de Bordeaux), Terrier, Trélat, Richelot, Demons (de Bordeaux), Bouilly, Ténat (de Montpellier).

Voici les dates des opérations et des derniers examens :

NOMS DES CHIRURGIENS	DATE DE L'OPÉRATION	DATE DU DERNIER EXAMEN	SURVIE SANS RÉCIDIVE
MM. Dudon.	6 janvier 1883.	28 avril 1887.	4 ans 5 mois.
Terrier	5 juin 1883.	29 octobre 1888.	3 ans 5 mois.
Trélat	2 juillet 1883.	Soc. chir. 1888.	3 ans 4 mois.
Terrier.	28 mai 1886.	30 octobre 1888.	2 ans 6 mois
Richelot . . .	?	Soc. chir. 1888.	2 ans 1 mois.
Demons . . .	avril 1885.	28 avril 1887.	2 ans.
Bouilly. . . .	1886.	Soc. chir. 1888.	2 ans.
Tédenat . . .	15 décemb. 1885.	20 décemb. 1887.	2 ans.

M. Richelot à la Société de chirurgie a accusé une survie de 25 mois ; bien qu'il n'ait pas précisé la date de l'opération nous pensons qu'il s'agit de Mme S. P.... opérée le 31 août 1886 ; c'est en effet la seule de ses opérées dont la survie donne un total de 25 mois en octobre 1888.

En résumé, dans le cancer limité, la mortalité opératoire de l'hystérectomie totale est d'environ 15 0/0 ; pendant l'année 1888 cette proportion a été beaucoup plus faible entre les mains de MM. Péan, Bouilly, Terrier et Richelot qui n'ont que 5.88 0/0.

Dans les cancers propagés, elle est considérable ; sur 28 opérées nous trouvons 18 décès (Martin), soit 64.32 0/0. La proportion en France est de 20 morts sur 35 opérées, soit 57.14 0/0.

Au bout de 2 ans, dans les cancers limités, 22 à 24 0/0 des femmes sont exemptes de récidives, d'après la statistique étrangère. Les documents français ne peuvent pas encore nous renseigner sur cette importante question ; 8 femmes sur 98 ont dépassé 2 ans : mais 26 sont opérées depuis un an au moins et à la fin de 1889 il sera possible de juger la valeur curative de l'hystérectomie complète. Nous devons toutefois faire remarquer que le terme de 2 ans, fixé par Volkmann, Hofmeier, Martin, comme étant celui au delà duquel les récidives sont très rares, n'est pas absolument fatidique : l'obs. I du mémoire de M. Pozzi en est la preuve, puisqu'une récidive locale a été constatée chez Mme D... plus de deux ans après l'intervention.

Dans les cancers propagés la survie moyenne oscille entre 5 mois 1/2 et 6 mois; mais, en outre des morts immédiates, beaucoup de femmes succombent dans les 3 premiers mois qui suivent l'opération.

CHAPITRE III

HYSTÉRECTOMIE PARTIELLE

Pas plus que pour l'hystérectomie totale nous ne voulons décrire le manuel de l'hystérectomie partielle ; notre thèse entière ne suffirait pas pour détailler toutes les modifications plus ou moins neuves apportées par les chirurgiens étrangers et même français aux procédés anciens. Cependant il existe trop de dissemblance entre les opérateurs pour qu'il soit possible d'englober en un seul tous les résultats obtenus par chacun d'eux ; il nous paraît donc indispensable de dire quelques mots des différents modes opératoires.

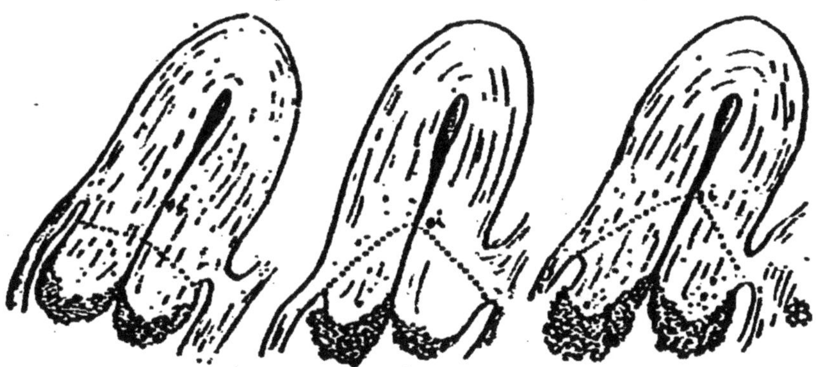

Tous les procédés peuvent être ramenés à trois principaux, les variantes apportées de nos jours ne portant que sur quelques points de détails. Nous les représentons dans la planche ci-dessus.

Le plus ancien procédé, celui d'Osiander, consiste à couper le col au ras des insertions vaginales : la section est constituée par une surface plane dont les extrémités correspondent aux points de réflexion du vagin sur le museau de tanche. Quelquefois elle remonte un peu plus haut dans l'épaisseur du parenchyme utérin qui présente alors une sorte de capsule à concavité dirigée vers le vagin, mais elle n'est jamais bien profonde. Les instruments employés varient avec les chirurgiens : le bistouri, les ciseaux, le thermo-cautère, le galvano-cautère, l'anse galvanique, l'écraseur linéaire de Chassaignac ont tous des partisans. En France, M. Labbé (1), M. Polaillon (2) se servent de l'anse galvanique. M. Verneuil lui préfère l'écraseur linéaire (procédé des deux hémi-sections).

Ces deux instruments présentent l'un et l'autre un grand avantage ; c'est l'hémostase immédiate : mais l'un et l'autre ils sont passibles d'une grosse objection. Cet arrêt momentané du sang donne au chirurgien une sécurité trompeuse, et nous connaissons des faits dans lesquels la chute des eschares a provoqué une hémorrhagie qui pour certaine femme a été mortelle. Il n'est pas possible de rester constamment auprès de l'opérée, et son entourage, malgré les indications qu'on lui fournit, est bien rarement capable de combattre en une semblable région l'issue du sang. Mieux vaut, croyons-nous, que l'hémorrhagie se produise lorsque le chirurgien est présent, lorsqu'il a tout disposé pour la combattre ; certes elle est gênante dans le cours de l'opération qu'elle oblige quelquefois à suspendre momentanément, mais elle n'a jamais, que nous sachions, entraîné la mort de la malade, et une fois arrêtée, elle l'est en général pour toujours. De plus les accidents que redoutaient les chirurgiens il y a quelques années (fièvre traumatique, septicémie, etc.) ne sont plus guère à mettre en ligne de compte ; l'asepsie préalable du vagin, les pansements antiseptiques nous en ont débarrassés. Le bistouri et les ciseaux qui sont mieux en mains, qui permettent de mieux diriger la ligne d'incision et d'examiner plus facilement la surface de la plaie utérine sur laquelle peuvent encore exister quelques noyaux néopla-

(1) LABBÉ. De l'emploi de la galvano-caustie thermique dans le traitement des tumeurs épithéliales du col de l'utérus. *Ann. de gynécol.*, 1874.

(2) POLAILLON. Quelques considérations sur le traitement du cancer de l'utérus. *Ann. de gynécol.*, 1882.

siques, nous paraissent donc les instruments de choix ; nous y ajouterons le thermo-cautère qui peut rendre de grands services pour toucher un vaisseau plus volumineux. Dans les cas où l'on veut seulement réséquer un champignon fongueux, c'est à dire couper en plein tissu cancéreux, l'écraseur linéaire de Chassaignac ou le serre-nœud de Maisonneuve nous paraissent préférables.

Le second en date est l'amputation conoïde dite à tort de Huguier (1) puisque dès 1829 elle a été conseillée et exécutée par Récamier (2) dans les cas de cancer du col. Voici du reste la description qu'il en donne et à laquelle encore aujourd'hui, il n'y a rien à ajouter. « La malade étant couchée sur le dos, en travers du lit, comme pour l'opération de la taille, je saisis avec une pince de Museux le col de l'utérus que j'abaissai et maintins à la vulve. Alors, avec de forts ciseaux courbes sur le plat, je commençai la résection à plus de huit lignes au dessus de ce qui me parût malade. J'incisai d'abord la muqueuse circulairement, et, à mesure qu'elle se retirait vers la partie supérieure, je continuai la section couche par couche et toujours circulairement. De cette manière lorsque l'opération fut terminée, la partie restante du col représentait un cone creux dont les bords et le fond, ainsi que la surface correspondante de la partie réséquée furent trouvés parfaitement sains ». Plus loin, il écrit, page 388 : « J'ai cru devoir citer ce fait pour bien faire entendre le procédé opératoire par lequel, en obtenant dans la section du col un cône creux du côté de la matrice, on est plus sûr d'enlever toute la partie malade. L'importance de ce procédé sera d'autant mieux sentie qu'on ne perdra pas de vue que l'affection cancéreuse remonte ordinairement plus avant du côté de la cavité du col qu'à son extérieur, et que si l'on manque de l'enlever en entier dans l'excision, on sera forcé de recourir plus tard à la cautérisation, qu'il est cependant avantageux de pouvoir éviter...... Pour pratiquer l'excision du col, au lieu de ciseaux courbes sur le plat, on peut se servir d'un bistouri boutonné convexe et fixé dans le manche. Avec un spéculum ouvert sur sa longueur, on met à découvert le museau de tanche : on le saisit solidement avec une

(1) Huguier. *Mémoire sur les allongements hypertrophiques du col de l'utérus.* Paris, 1860.

(2) Récamier. *Recherches sur le traitement du cancer.* Paris, 1829, t. I, p. 382 et suiv.

pince de Museux ; on retire le spéculum ; on abaisse lentement l'utérus à la vulve ; on applique alors sur son col une seconde pince de Museux, si on le juge nécessaire ; avec le bistouri indiqué on fait sur le col, au-dessus de tout ce qui paraît malade, une première incision circulaire d'une ligne de profondeur ; on soutient la traction et on continue de couper de la même manière, en portant toujours l'extrémité du museau de tanche du côté opposé à celui où se fait la section, que l'on continue couche par couche, en remontant à mesure que le bord supérieur se retire. De cette manière on a du côté de la matrice, un cône creux, ce qui donne la facilité de dépasser la maladie le plus possible ». C'est donc à Récamier, au non duquel restera également attachée la technique de l'hystérectomie vaginale totale, que revient le mérite d'avoir le premier décrit et appliqué l'un des meilleurs procédés de l'hystérectomie partielle.

Le plus récent est celui de Schrœder qui rappelle en beaucoup de points la manière d'opérer du chirurgien français mais qui, par les modifications qu'a apportées le professeur de Berlin, mérite cependant une description à part. Elle est désignée sous le nom d'amputation sus-vaginale (1) par l'auteur à qui nous avons emprunté la fig. 6 et qui la décrit de la façon suivante : « Cette opération consiste à inciser le cul-de-sac autour d'une seule lèvre, lorsque cela suffit, ou bien tout autour du col, à détacher ensuite le col en entier des tissus voisins au moyen d'instruments mousses et à l'amputer aussi haut qu'il est nécessaire. On abaisse le col au moyen de pinces de Museux, jusqu'à l'entrée de la vulve, puis on passe une anse de fil solide à travers et au-dessus de chaque cul-de-sac latéral. Ces anses servent à attirer les parties vers le bas ; de plus on peut par leur moyen comprimer l'artère utérine et ses branches ; l'excision terminée, e les constituent des sutures solides au fond des culs-de-sac. On peut du reste s'en passer. Une incision jusque dans le tissu conjonctif sera faite alors au devant du bord de la lèvre antérieure à un centim. au moins des parties malades ; on sépare très facilement la vessie de la paroi antérieure du col sur une assez grande étendue en déchirant le tissu conjonctif lâche unissant. On relève alors les pinces de Museux de façon à mettre en vue le cul-de-sac postérieur et on incise transversalement la paroi postérieure du vagin, comme plus haut.

(1) SCHRŒDER *Maladies des organes génitaux de la femme*, p. 314.

On éprouve beaucoup plus de difficultés à séparer le péritoine de la paroi postérieure du vagin. Si à cause de l'extension considérable de la néoplasie, on était obligé de faire son incision très haut dans le cul-de-sac postérieur, il se pourrait très facilement qu'on ouvre le péritoine et même lorsqu'on a su éviter ce danger, on produit tout de même par-ci par-là une déchirure de la séreuse si délicate, en la séparant du tissu vaginal. Le péritoine est facile à reconnaitre même avant d'avoir été entamé; il présente l'aspect d'une vessie bleuâtre et transparente. A-t-on ouvert le péritoine (ce qui est assez indifférent lorsqu'on opère antiseptiquement), on termine en fermant la déchirure ou l'incision au moyen d'une ou de plusieurs sutures et on coupe les bouts de fil très courts. Le vagin étant ainsi divisé en avant et en arrière on prolonge les incisions de côté jusqu'à ce qu'elles se rencontrent. Le col dégagé par cette incision circulaire est alors détaché de ses connexions conjonctives au moyen du doigt qui déchire les parties et les refoule de côté. Le col est plus difficile à dégager sur les côtés, là où le tissu cellulaire est plus ferme et où des artères volumineuses pénètrent dans l'utérus. On tranche les vaisseaux après les avoir ligaturés, et une fois coupés, on y applique encore une seconde ligature. Si on juge que le col est assez dégagé, on incise la paroi antérieure, jusqu'à ce que le couteau arrive dans le canal cervical. Alors des fils sont passés à travers le cul-de-sac antérieur et le long de la paroi postérieure de la vessie, traversant la paroi utérine antérieure et ressortant finalement par le canal cervical. On noue, et la surface de section de la paroi vaginale antérieure s'applique sur la surface de section de la muqueuse cervicale; cette suture qui embrasse profondément les parties, ferme aussi la plaie du tissu conjonctif. Si l'on a déjà divisé à ce moment, la paroi postérieure de l'utérus, ces sutures empêchent le moignon de remonter. On place de même des sutures postérieures embrassant les parties profondes et unissant la partie vaginale à la lèvre postérieure de l'utérus. On consolide la réunion en plaçant de nouvelles sutures latérales et on termine en fermant avec des ligatures aussi profondes que possible, les espaces paramétriques béants.

Cette opération permet d'enlever sûrement et en grande partie les culs-de-sac vaginaux (j'ai un jour enlevé en même temps toute la moitié supérieure du canal vaginal), les couches immédiatement adjacentes du tissu conjonctif, le col tout entier et même une petite portion du corps de la matrice. »

De ces trois procédés, deux sont à peu près innocents ; le troisième, au contraire, n'est pas exempt de dangers, et entre les mains de son inventeur il a donné 13 morts sur 105 opérées ; or ce chiffre serait encore augmenté si l'on déduisait les 34 hystérectomies infra-vaginales sur la mortalité desquelles nous n'avons pas de renseignements mais qui ont dû évidemment fournir peu de décès. De cette façon nous arriverions bien vite au chiffre de 15 p. 100 qui correspond à celui de l'hystérectomie totale. Or, quels sont les avantages de l'amputation de Schrœder ? l'auteur nous le dit : Résection possible des culs-de-sac vaginaux et suppression du tissu conjonctif péricervical. Ces bienfaits sont indéniables ; cependant si l'on résèque l'un, si on enlève l'autre, c'est qu'apparemment on a des raisons de croire qu'ils sont malades. Or quand le tissu péricervical est envahi, le lymphatique, les ganglions pelviens ont bien des chances d'être également infectés ; c'est-à-dire que l'on fait, selon toute vraisemblance, une opération palliative et 12.3 0/0 de mortalité immédiate pour une opération palliative nous paraît un chiffre beaucoup trop élevé. En ce qui concerne les culs-de-sac vaginaux il est possible que le néoplasme qui les a envahis n'ait pas encore colonisé dans les réseaux lymphatiques et dans ce cas l'amputation de Schrœder, qui du reste est la seule opération légitime, nous semble parfaitement indiquée. Mais, en dehors de cette indication, nous préférons de beaucoup l'excision conoïde qui n'expose pas à blesser le péritoine, qui ne nécessite pas le pincement ou la ligature de vaisseaux volumineux, qui permet, tout en taillant dans le tissu utérin, de se rapprocher aussi près qu'on le veut de la surface externe de l'isthme et au moyen de laquelle on peut remonter aussi haut vers la cavité utérine. A la plupart des avantages de l'amputation de Schrœder, l'amputation de Récamier joint une plus grande facilité d'exécution et une mortalité presque insignifiante. Cette opération, d'origine essentiellement française, n'est malheureusement pratiquée chez nous qu'à titre palliatif, dans les cas où il n'y a aucun espoir de guérison ; mais elle mérite mieux, et le magnifique résultat obtenu par M. Tillaux doit engager les chirurgiens à la mettre plus souvent en pratique lorsque le procédé infra-vaginal n'est pas applicable. Du reste, avec le bistouri on fait rarement une infra-vaginale pure, le plus souvent on remonte un peu obliquement vers la cavité cervicale, c'est donc en réalité une conoïde, mais une conoïde rudimentaire, que l'on pratique.

MORTALITÉ OPÉRATOIRE

1°. — *Statistique étrangère.*

Amputation sous-vaginale. — La première en date est celle de Paulick (1) qui, d'après les documents français où il en est fait mention, ne nous paraît pas exactement connue. Il en existe probablement de plus anciennes, mais l'époque à laquelle les opérations ont pu être pratiquées, fait qu'elles sont peu intéressantes au point de vue de la mortalité.

Jusqu'au mois de mai 1880 il a été fait à la Clinique gynécologique de Vienne 136 amputations du col (méthode infra-vaginale au moyen de l'anse galvanique). 10 malades succombèrent à la Clinique, mais 8 seulement moururent de l'opération. Les 10 décès se répartissent en effet de la façon suivante :

1 mort de récidive, 4 mois après l'opération.
1 mort de cachexie 25 jours après l'opération.
3 morts par anémie.
5 morts par péritonite.

Les 8 dernières ont succombé immédiatement après l'opération qui nous donne ainsi une mortalité de 5.88 p. 100, exactement la même que celle de l'hystérectomie totale en France pendant l'année 1888. Ce rapprochement est intéressant, mais nous sommes loin d'en conclure à l'égalité des deux méthodes au point de vue de la léthalité opératoire, attendu que Carl Braun opérait à une époque où l'antisepsie était bien moins connue qu'aujourd'hui.

Amputation sus-vaginale. — En 1884 Hofmeier a fait le relevé des hystérectomies partielles pratiquées à la clinique de Schrœder (2) ; sur 105 opérées 13 moururent, soit 12.3 p. 100. Cette proportion n'est pas absolument exacte, ainsi que nous l'avons déjà fait remarquer, puisque parmi elles se trouvent 34 hystérectomies infra-vaginales pour lesquelles il n'y a pas de renseignements sur la mortalité opératoire.

(1) PAULICK. *Wiener Klinik.* 12 *Heft.*
(2) HOFMEIER. *Centralbl. für. Gynæk.*, 1884, n° 18.

En 1886, W. Baker (1) relate 10 opérations sans mort immédiate; son procédé qu'il désigne sous le nom de haute amputation se rapproche beaucoup de celui de Schrœder. Il est décrit dans l'*American Journal of Obstetrics* de 1883.

En 1888, Spencer Wells (2) qui a pratiqué 6 fois l'amputation sus-vaginale avec un 1 mort opératoire, résume ainsi sa conduite: « Dans les cas où la maladie est strictement limitée au museau de tanche je préfère les amputations infra-vaginales et je les fais au galvano-cautère; il reste une eschare blanche, sèche et la cicatrisation se fait sans fièvre et sans beaucoup de douleurs. Quand la maladie remonte plus haut l'amputation peut-être faite avec un bistouri ou avec des ciseaux, mais il est bon de cautériser les surface saignantes dans le double but d'arrêter le sang et de détruire les cellules infiltrées qui peuvent avoir envahi le tissu utérin au-dessus de la ligne d'amputation. Lorsque le mal s'est étendu plus haut que l'orifice interne et qu'il y a lieu de croire par la mobilité de l'organe que les tissus environnants n'ont pas encore été envahis, je considèrre l'excision totale comme le meilleur procédé ».

En 1888 le Dr Reamy (3), partisan de l'amputation sus-vaginale pratiquée haut, rapporte à la Société de gynécologie américaine, 57 opérations avec deux décès survenus l'un deux jours, l'autre quatre jours après l'intervention.

Il est possible de réunir les cas de ces quatre chirurgiens qui opèrent d'une façon sinon identique, du moins très analogue; on arrive ainsi au chiffre de 178 amputations avec 16 morts soit une proportion de 8.98 p. 100.

2°. — *Statistique française.*

Nous ne rapporterons pas toutes les amputations du col pratiquées en France; cette revue n'aurait aucun intérêt, n'éclairerait nullement la question de la mortalité opératoire, tous nos maitres s'accordent à considérer l'hystérectomie partielle, du moins la sous-vaginale, comme extrêmement bénigne. Ce n'est donc que pour mémoire que

(1) Baker. *New York medical Journal*, mars 1886.
(2) Spencer Wells. *Britisch medic. Journ.*, décembre 1888.
(3) Reamy. *Americ. Journ. of Obstetrics*, p. 1028 et suiv. 1888.

nous rappelons les faits de Dupuytren, les nombreuses opérations de Lisfranc (1), « ce grand niveleur de cols » qui en 1834 annonce à l'Académie 99 amputations avec 84 guérisons, chiffre contesté par son ancien élève Pauly, les cas de Velpeau qui sur 5 opérées perd 5 femmes, ceux d'Amussat (2) qui donne la relation de 5 opérées guéries, ceux de Gallard (3) qui sur 25 amputations environ « n'a vu d'autre accident sérieux que des hémorrhagies consécutives survenues dans trois cas et qui n'ont jamais eu la moindre gravité ». De ces faits quelques-uns pourraient nous servir pour l'étude de la survie, et encore nous ne devons leur accorder qu'une valeur très restreinte, étant donné l'état rudimentaire des connaissances histologiques à cette époque et l'absence de contrôle après l'ablation.

Amputation sous-vaginale. — Lors de la dernière discussion à la Société de chirurgie, M. Verneuil a rapporté 22 amputations du col avec 1 mort par ouverture du cul-de-sac péritonéal utéro-rectal et péritonite septique ; comme le fait remarquer notre excellent maître, cet accident, imputable à un manque d'antisepsie, ne se renouvellerait pas aujourd'hui où la plaie péritonéale n'offre plus une grande gravité. Toutes ses opérées postérieures à 1873, à l'exception de Mme L... qui, opérée en 1885, eut une pelvi-péritonite localisée, « n'ont présenté aucune complication opératoire ou autre, ni douleurs, ni fièvre, ni hémorrhagie, ni trouble quelconque de la santé générale ». M. Polaillon a pratiqué 20 fois l'amputation du col avec le serre-nœud galvanique ; 19 succès immédiats ; il a eu un décès dû au chloroforme et qui par conséquent ne saurait légitimement être mis sur le compte de l'opération. M. Marchand a fait 12 fois l'hystérectomie sous-vaginale ; 4 fois avec l'écraseur linéaire, 8 fois avec l'anse galvanique ; il a eu 1 mort par ouverture du cul-de-sac de Douglas et péritonite. M. Terrillon a bien voulu nous communiquer les 7 observations suivantes qui n'ont entraîné aucun décès :

Obs. VI. — Mme P. 60 ans. Épithélioma au début ; forme ulcéreuse. Opérée au galvano-cautère le 17 janvier 1884 ; morte au mois de décembre 1887.

(1) Pauly. *Maladies de l'utérus.* Paris, 1836.
(2) Amussat. *Gaz. des hôpitaux*, 1875, p. 123.
(3) Gallard. *Soc. de chir.* 1884.

Obs. VII. — Mme X. 28 ans. Épithélioma à forme végétante; opérée au galvano-cautère le 25 septembre 1886. Revue au mois de novembre 1887, 26 mois après l'opération. Il existe une récidive locale sous forme d'un bourgeon peu volumineux qui est cautérisé séance tenante. Cette dame vivait encore le 21 décembre 1888 et, malgré la récidive, son état général était bon.

Obs. VIII. — Mme X.., 50 ans. Épithélioma du col; la lésion remontait plus haut qu'on ne l'avait cru et l'amputation faite au galvano-cautère le 22 février 1886 a été incomplète. Malgré la continuité du mal, Mme X n'a succombé qu'au mois de janvier 1888.

Obs. IX. — Mme X.., 42 ans. Épithélioma du col; forme végétante. Opérée au thermo-cautère le 21 mai 1886; la récidive est apparue en août 1888; la malade était encore vivante au mois de décembre.

Obs. X. — Mme X.., 52 ans. Épithélioma du col; forme végétante; opérée au thermo-cautère le 18 novembre 1886, hémorrhagie assez abondante dont il a été possible de se rendre maître par le tamponnement. Mort en août 1888 avec récidive.

Obs. XI. — Mme X.., 56 ans. Épithélioma du col; forme ulcéreuse; opérée le 18 mai 1887 au thermo-cautère. Récidive locale au mois de novembre 1888.

Obs. XII. — Mme X.., 62 ans. Épithélioma du col; forme végétante; opérée le 18 mai 1887 au thermo-cautère. En octobre 1888 il n'existait aucune trace de récidive.

En y ajoutant un cas de M. Schwartz, voilà donc 60 hystérectomies infra-vaginales avec 2 morts opératoires, soit 3.33 p. 100.

Amputation conoïde. — A côté de l'excision infra-vaginale nous rangerons l'amputation conoïde qui s'en rapproche beaucoup par le manuel opératoire, par la bénignité, tout en permettant une ablation beaucoup plus plus étendue de tissus, ce qui la rend applicable aux cas où la précédente ne saurait plus convenir. En France, son pays d'origine, elle a été peu pratiquée; pendant la période moderne on lui a préféré l'hystérectomie totale ne lui réservant que les cas où elle est contre-indiquée aussi bien que toutes les autres méthodes chirurgicales. C'est ainsi qu'on l'a appliquée aux cancers propagés, à titre purement palliatif et comme premier temps d'une thérapeutique complétée par le curettage et la cautérisation. Même dans ces conditions défectueuses elle n'a pas entraîné la mort de la malade à laquelle elle ne pouvait évidemment que procurer un bénéfice médiocre pour l'avenir. C'est au nom de cette facilité dans l'exécution, de cette bénignité dans les suites que nous voudrions voir réhabilitée cette opération dont l'efficacité curative nous est amplement démontrée par l'observation suivante que nous devons à l'obligeance de notre excellent maître M. Tillaux :

Obs. XIII. — Mme B..., 36 ans, habitant Rueil, vient consulter M. Tillaux en juin 1885; elle se plaint de pertes blanches abondantes avec exagération dans les règles. Elle n'éprouve aucune douleur et l'état général est bon; toutefois Mme B., qui n'a jamais eu d'enfants, sent depuis plusieurs mois ses forces diminuer et ne peut plus se livrer à aucun travail pénible.

Au toucher on constate une tumeur fongueuse du col venant faire saillie dans le vagin et occupant tout le pourtour de l'orifice externe du museau de tanche. Cette tumeur saignant au moindre contact, s'implante par une large base sur la muqueuse non ulcérée. La partie supérieure du col n'est pas augmentée de volume et paraît saine; les culs-de-sac vaginaux sont libres; l'utérus qui n'est pas hypertrophié est mobile.

M. Tillaux penche vers l'idée d'un épithélioma encore bien limité; il fait toutefois ses réserves sur le diagnostic anatomique en raison de M. B., qui est atteint de tuberculose testiculaire; la possibilité d'une inoculation directe est discutée.

Opération le 25 juillet 1885. Le col est amené à la vulve au moyen d'une pince de Museux; incision circulaire autour du museau de tanche, un peu au-dessous des insertions vaginales; la traction est maintenue fortement pendant que le bistouri, coupant en tissu sain, remonte de plus en plus haut et se rapproche peu à peu de la partie centrale. Il limite ainsi un cône dont le sommet répond à la partie supérieure de l'isthme et dont la base est constituée par la tumeur qui se trouve être ainsi circonscrite de tous côtés par une épaisse couche de tissu normal. L'opération rapidement faite ne donne pas une grande quantité de sang; lavage antiseptique de la plaie et tampons d'iodoforme.

La guérison a lieu sans aucun accident, sans la moindre réaction fébrile.

La tumeur enlevée a été examinée au Collège de France par M. Suchard qui a remis la note suivante : « Tumeur d'aspect papillomateux insérée sur tout le pourtour du col de l'utérus. A la coupe le tissu de la tumeur se continue avec le tissu du col. La muqueuse interrompue forme un petit bourrelet périphérique. Pas de suc au raclage de la coupe ; diagnostic : Épithélioma pavimenteux lobulé muqueux. »

Nous avons revu à la fin d'octobre 1888 Mme B... Elle présente actuellement une excellente santé, a pris de l'embonpoint et ne se plaint d'aucun trouble. Les règles sont normales comme qualité et quantité ; elles reviennent à intervalles périodiques ; pas de dysménorrhée, pas de pertes blanches dans l'intervalle. Les rapports sexuels n'amènent aucune douleur, l'appétit est excellent, les forces sont revenues. Il ne nous a pas été possible de faire un examen local : mais d'après l'état général et l'absence complète des signes fonctionnels du cancer utérin, il est très vraisemblable que l'épithélioma, enlevé depuis 40 mois, n'a pas récidivé.

Amputation sus-vaginale. — Elle est également peu pratiquée par les chirurgiens français à titre curatif ; M. Marchand (1), y a eu recours 6 fois et a eu 1 mort par péritonite ; M. Buffet (2), qui a apporté une modification opératoire au procédé de Schrœder a eu 2 succès immédiats sur 2 opérations ; M. Tédenat (3) l'a également employée 1 fois et a guéri sa malade.

Nous avons ainsi 9 amputations sus-vaginales avec 1 décès opératoire, soit 11.11 p. 100 ; cette proportion est un peu plus élevée que celle de notre statistique étrangère qui donne 8.98 p. 100 ; mais 9 cas répartis entre trois chirurgiens, ne constituent pas un ensemble suffisant pour qu'on en puisse tirer des déductions définitives, au sujet de la gravité immédiate.

(1) MARCHAND. *Soc. chir.*, octobre 1888.
(2) BUFFET. *Gaz. des hôpitaux*, 1886.
(3) TÉDENAT. In Thèse d'ESTOR, Montpellier, 1888.

SUITES ÉLOIGNÉES

1°. — *Statistique étrangère.*

Amputation sous-vaginale. — Des 136 malades opérées par Braün et sorties de la clinique, 16 eurent une continuation de leur mal, 22 ne donnèrent plus de leurs nouvelles. Parmi les autres 31 succombèrent soit à la récidive (une d'entre elles eut une récidive à distance deux ans après l'opération), soit à la tuberculose pulmonaire (3 fois), soit à des causes diverses qui pour 12 d'entre elles sont inconnues ; la date du décès n'est pas déterminée.

Deux femmes moururent de puerpéralité, sans récidive, l'une 7 ans 1/2 et l'autre 1 an après l'opération.

Des 55 survivantes, 22 eurent des récidives, 33 n'en présentaient pas lors de la publication du mémoire de Paulick.

Les 22 récidives survinrent 20 fois localement, 2 fois à distance ; l'auteur n'indique pas leur date d'apparition ; il fait remarquer seulement que parmi les récidivées deux femmes se portaient bien, l'une 6 ans et l'autre 19 mois après l'opération.

Les 33 malades guéries se répartissent de la façon suivante :

1	pendant	10 ans 1/2	ans après l'opération.
2	—	12 ans	—
3	—	8 ans	—
3	—	7 ans	—
3	—	5 ans	—
2	—	4 ans	—
5	—	3 ans	—
7	—	2 ans	—
7	—	1 an	—

La guérison constatée au bout de 2 ans est donc de 20 p. 100, chiffre qui s'accorde avec celui de la statistique française. Ces faits à côté desquels nous aurions voulu trouver plus de contrôle histologique, proclament hautement la valeur curative de l'hystérectomie sous-vaginale pour laquelle Braün a employé l'anse galvanique.

Amputation sus-vaginale. — La statistique d'Hofmeier déjà citée donne les résultats suivants au point de vue des suites éloignées :

Sur 95 malades ayant survécu à l'opération, 13 ont récidivé dans la première année, 7 n'ont pas été suivies avec assez de précision pour qu'on puisse fournir des renseignements sur leur sort ultérieur (1 cependant est morte 5 mois après d'une maladie aiguë).

Restent 45 femmes qui ont été revues à différentes époques et dont voici la durée de la guérison.

En 1879. — 3 opérées.

La 1re guérie depuis 7 ans.
La 2e guérie depuis 4 ans 1/2; perdue de vue après.
La 3e guérie depuis 6 ans.

En 1880. — 6 opérées.

La 1re guérie depuis 6 ans.
Les 2e et 3e guéries depuis 5 ans.
La 4e guérie depuis 4 ans 1/2; est morte de tétanos.
La 5e guérie pendant 2 ans 1/2; a présenté une récidive.
La 6e guérie pendant 3 ans 1/2; est morte de paralysie. Guérison progressive.

En 1881. — 6 opérées.

La 1re guérie pendant 3 ans 1/2; perdue de vue après.
La 2e guérie depuis 4 ans 1/2.
La 3e guérie pendant 3 ans 1/2; récidive.
La 4e guérie depuis 5 ans.
La 5e guérie pendant 2 ans; récidive.
La 6e guérie depuis 5 ans.

En 1882. — 14 opérées.

Les 1re, 2e, 3e guéries depuis 4 ans.
La 4e morte au bout de 3 ans 1/2; cachexie, utérus sain.
La 5e guérie depuis 3 ans 1/2;
Les 6e, 7e, 8e guéries depuis 4 ans.
Les 9e, 10e guéries depuis 3 ans 1/2.
Les 11e, 12e guéries pendant 1 an 1/2; récidives.

La 13e morte au bout de 3 ans; carcinome des os du bassin; utérus sain.

La 14e morte au bout de 3 ans; carcinome de l'ovaire; utérus sain.

En 1883. — 6 opérées.

La 1re guérie pendant 1 an 1/2; récidive.

Les 2e et 3e guéries depuis 3 ans.

Les 4e, 5e, 6e guéries depuis 2 ans et 1/2.

En 1884. — 10 opérées.

La 1re guérie depuis 2 ans.

La 2e guérie pendant 1 an 1/2; récidive.

Les 3e, 4e, 5e, 6e, 7e, 8e, 9e, 10e guéries depuis 2 ans.

En résumé 42 femmes sur 103 opérées sont restées guéries pendant 2 ans et au-dessus.

Dans la statistique de Baker qui porte sur 10 cas nous trouvons comme survies :

2 récidives après quelques mois
1 guérie pendant 2 ans; récidive.
1 guérie pendant 4 ans.
1 guérie pendant 4 ans, 7 mois.
1 guérie pendant 5 ans.
1 guérie pendant 5 ans, 3 mois.
2 guéries pendant 6 ans.
1 guérie pendant 8 ans; récidive.

Reamy sur 55 survivantes a constaté la récidive chez 29 malades, dans une période de temps variant de 1 à 14 ans; la guérison complète chez les 26 autres entre 1 an et 15 ans.

Nous ne pouvons guère pour le calcul de la survie tenir compte des chiffres de Reamy qui ne sont pas assez détaillés; en réunissant ceux d'Hofmeier et de Baker nous trouvons sur 98 femmes opérées par un procédé très analogue.

Dans la 1re	année	45	récidives,	53	guérisons.
Dans la 2e	—	3	—	50	—
Dans la 3e	—	4	—	46	—
Dans la 4e	—	3	—	43	—

A partir de la 4e année les récidives sont très rares et les observations comme celles de Baker qui a constaté une récidive après 8 ans de guérison doivent être considérées comme tout à fait exceptionnelles.

La proportion des guérisons qui dépasse 50 0/0 après 2 ans nous paraît vraiment trop belle ; nous l'admettons, n'ayant aucun élément certain pour l'infirmer mais nous ne pouvons nous empêcher de faire remarquer qu'elle ne cadre pas du tout avec celle des autres méthodes d'hystérectomie (totale ou sous-vaginale), et que surtout elle est en désaccord complet avec le pronostic général des cancers.

2°. — *Statistique française.*

Amputation sous-vaginale.— La statistique de M. Verneuil se décompose ainsi qu'il suit : sur 21 survivantes à l'opération, 6 chez lesquelles le cancer a continué sa marche ; 7 chez lesquelles il a récidivé ; 8 chez lesquelles la guérison s'est maintenue. Dans les 7 récidives nous en trouvons 3 locales dont deux précoces et une survenue tardivement (la date d'apparition est inconnue, mais la femme opérée depuis 39 mois vit encore) ; 4 à distance, dont 3 dans les ganglions pelviens après 6 ans, 3 ans, 15 mois et 1 à siège douteux, probablement viscéral, après 3 ans. Les 8 guérisons ont persisté 2 fois jusqu'à la mort survenue après 7 ans et 17 mois, 3 fois jusqu'à 3 ans, époque à laquelle les malades ont été perdues de vue ; elles se maintiennent encore chez 3 femmes opérées depuis 5 ans, 17 mois, 3 mois.

Sur 21 opérées 8 femmes ont passé deux ans sans présenter de récidives ; chez 3 d'entre elles, elles sont apparues après 6 ans et après 3 ans (2) mais se sont faites à distance, dans les ganglions pelviens, c'est-à-dire dans une région inaccessible à l'hystérectomie totale qui par suite n'aurait pu avoir une efficacité plus grande. Les 8 malades qui, à l'heure actuelle, n'ont pas de récidive, sont opérées 1 depuis 3 mois, (nous ne la comptons pas), les 7 autres depuis 17 mois (2), depuis 3 ans (3), depuis 5 ans (1), depuis 7 ans (1). Ce sont des chiffres, du moins les deux derniers, que nous ne saurions demander à l'hystérectomie totale qui ne date guère en France que de 4 ans ; aussi nous n'en voulons pour le moment tirer que cette conclusion, à savoir la parfaite possibilité d'une longue guérison par la simple excision du col et cette assertion nous paraît encore affermie par les 4 récidives à distance, moyen de diagnostic moins infaillible que le microscope, et qui ont été observées trois fois dans les ganglions, une fois probablement dans les viscères après 6 ans, après 3 ans (2) et 15 mois, alors que la cicatrice opératoire est restée indemne. Jamais, croyons-nous, aucun argument théorique ne prévaudra contre ces faits. On a objecté que M. Verneuil, dans sa longue carrière, n'a eu que 22 fois l'occasion de pratiquer l'amputation du col, ce qui prouve qu'il n'intervient que dans les cas où le cancer est au début. Mais si nous interprétons bien la pensée de notre maître c'est précisément ce qu'il a toujours soutenu : l'amputation du col ne doit être faite que dans les cas où elle a des chances de dépasser les limites du mal ; toutes les fois que la section porte sur des tissus morbides, c'est, à moins d'indication spéciales, une mauvaise opération, et il ne lui est jamais venu à l'esprit de soutenir que l'amputation sous-vaginale doit être faite alors que le cancer a envahi la partie supérieure de la muqueuse cervicale ; lui-même l'a du reste assez nettement écrit : « Est-ce à dire que je conseille d'exclure l'hystérectomie totale de la thérapeutique des néoplasmes malins de l'utérus ? Je n'irai certes point jusque-là ; moins exclusif que MM. Bouilly, Richelot, Trélat et Terrier qui n'ont point pratiqué l'amputation partielle et paraissent peu disposés à le faire, j'admets que la grande opération est indiquée et même la seule indiquée dans les conditions suivantes : 1° exacte limitation du mal à l'utérus avec intégrité absolue des tissus péri-utérins ; 2° envahissement du col allant trop haut pour que l'amputation partielle sous ou sus-vaginale soit capable d'extirper tout le néoplasme. » C'est, formulée en quelques mots, toute la doctrine des chirurgiens éclectiques.

La statistique de M. Polaillon comprend 20 cas (2 malades de la ville, 18 malades de l'hôpital). 9 fois l'opération n'a été que palliative et le cancer a continué sa marche après une notable diminution des troubles fonctionnels. 9 femmes sont sorties de l'hôpital paraissant radicalement guéries ; 6 ont été perdues de vue et M. Polaillon ne fait que supposer quelques guérisons maintenues jusqu'à présent, ses malades ayant l'habitude de venir lui demander des soins lorsqu'elles ont de nouvelles souffrances. Trois malades ont été revues et il a pu constater des récidives chez toutes, l'une après 2 ans 4 mois, l'autre au bout de 1 an et 2 mois, la 3e au bout d'un an ; ces malades ont encore vécu un temps plus ou moins long après la constatation de la récidive. Les 2 malades de la ville, atteintes de cancer reconnu au microscope, ont été bien plus favorisées puisque les deux sont guéries l'une depuis le 25 avril 1883 l'autre depuis le 10 novembre 1881. M. Polaillon fait suivre sa statistique de remarques analogues à celles de M. Verneuil ; comparant les résultats qu'il a obtenus par l'hystérectomie partielle à ceux que lui a donnés l'hystérectomie totale, il écrit : « En résumé, du côté de l'hystérectomie vaginale, mortalité considérable, récidive rapide, courte survie, guérisons rares, du côté de l'amputation du col, mortalité insignifiante, récidive lente, survie plus longue, guérisons également rares. L'intérêt des malades est donc de subir la seconde opération plutôt que la première... je me hâte d'ajouter que l'amputation du col ne peut être curative qu'à la condition d'intervenir de très bonne heure. Toutes les fois que le cancer a envahi consécutivement ou d'emblée le corps de l'utérus, toutes les fois qu'il s'étend aux culs-de-sac du vagin, il n'y a qu'une opération rationnelle, c'est l'hystérectomie vaginale ». M. Polaillon étend donc davantage les indications de l'ablation totale puisqu'il la conseille dans les cas où les culs-de-sac vaginaux sont envahis. Dans ces cas la méthode de Schrœder nous paraît préférable; elle permet la résection d'une surface plus ou moins étendue de la paroi vaginale et remonte assez haut pour dépasser amplement les limites supérieures du néoplasme ; nous savons en effet que cette forme appartient au cancroïde superficiel ; tant que l'utérus est mobile le corps n'est pas atteint; son ablation n'est donc pas utile.

M. Marchand a pratiqué 12 fois l'amputation sous-vaginale: 4 fois avec l'écraseur linéaire, 8 fois avec l'anse galvano-caustique; les 11 malades qui ont survécu à l'opération ont fourni les survies suivantes :

2 malades guéries encore après 7 ans — 5 ans.
2 malades sans récidives après 18 mois — 12 mois.
6 morts de récidive après 18, 15, 14, 8, 4 mois
1 malade perdue de vue après l'opération.

M. Marchand établit également un parallèle entre ces résultats et ceux que lui ont donnés 7 hystérectomies totales. « Il est possible, dit-il, de conclure des faits et des considérations qui précèdent, que l'hystérectomie vaginale totale offre une gravité plus considérable que les opérations dites partielles, sans mettre bien plus sérieusement à l'abri des récidives locales que ces dernières. Je ne suis point d'avis pourtant que l'hystérectomie doive être rejetée complètement de la pratique comme cela a eu lieu à la suite de ce que j'appellerai volontiers sa première période. Mais, tout en tenant compte des perfectionnements qui leur ont été apportés, ses indications doivent rester limitées à des lésions bien déterminées; et je la réserverai comme une ressource extrême dans le cas où aucune autre intervention n'est possible après une appréciation exacte de conditions présentées par l'affection et la malade. »

M. Tillaux n'a pas rapporté à la Société de chirurge l'observation de Mme B..., mais l'excellent résultat qu'il a obtenu dans ce cas mis en regard de celui que lui a donné son hystérectomie totale de juin 1885 explique son peu d'enthousiasme pour cette dernière opération seulement applicable aux cas qui échappent à tout autre genre d'opération; ses effets doivent être en réalité comparés à ceux de l'abstention pure et simple ». Dans cette dernière alternative seulement la réponse ne lui parait pas douteuse, et, au lieu d'assister les bras croisés à l'évolution de la maladie, il faut recourir à l'hystérectomie vaginale qui constitue un moyen d'action précieux contre une maladie devant laquelle les chirurgiens étaient jusqu'ici complètement désarmés.

M. Périer est du même avis. « Dans les épithéliomas limités, je préfère l'ablation conoïde du col avec suture; je ne conseillerais l'hystérectomie totale que dans les cas où on pourrait être absolument certain que le cancer n'a pas dépassé les limites de l'utérus et qu'il y est trop développé pour qu'on puisse faire une ablation partielle comprenant tout le mal. »

MM. Terrillon, Monod, Berger, Demons (1), Reclus (2) partagent cette manière de voir; le dernier, dans un article où il résume la discussion de la Société de chirurgie, écrit: « De cette discussion il nous semble ressortir: 1° que l'hystérectomie complète est plus meurtrière que l'hystérectomie partielle, fût-elle supra-vaginale; 2° que cette léthalité plus grande n'est pas compensée par une survie plus considérable et qu'une fois évitée la mort opératoire, les deux extirpations paraissent égales devant le récidive; 3° enfin que la guérison radicale n'a pas été observée plus souvent à la suite de l'une

(1) DEMONS. *Revue de chirurgie*, 1884.
(2) RECLUS. *Gaz. hebd. de méd. et de chir.*, 2 nov. 1883.

que de l'autre opération. Aussi tout en réservant certains cas exceptionnels que la clinique saura déterminer, nous admettons avec Verneuil que l'hystérectomie partielle doit être le procédé de choix ».

Amputation sus-vaginale. — Les 9 opérations que nous avons réunies appartiennent à MM. Marchand (6), Buffet (2), Tédenat (1). En laissant de côté la mort opératoire, nous avons 8 faits qui au point de vue de la survie se répartissent de la façon suivante :

2 femmes ont été perdues de vue après l'opération.
2 — ont eu des récidives précoces, la date n'est pas déterminée.
2 — sont mortes au bout de 30 mois, 11 mois.
2 — sont guéries depuis 3 ans, 4 ans.

Ce chiffre étant encore trop peu élevé nous renvoyons à la statistique étrangère pour la question de la valeur curative de l'amputation supra-vaginale.

Si l'on accepte comme définitifs les résultats donnés par Hofmeier et Baker, le meilleure procédé est incontestablement l'amputation sus-vaginale qui assure plus de 50 0/0 de guérisons après 2 ans. Nous avons dit pourquoi un nouveau contrôle est nécessaire avant d'admettre de pareils chiffres. Même dans des conditions moins brillantes il est certain que l'opération de Schrœder peut, et avec avantage soutenir la comparaison avec l'hystérectomie totale comme valeur curative; malheureusement elle lui fait aussi concurrence comme mortalité opératoire et comme difficulté d'exécution.

En résumé la mortalité opératoire de l'amputation sous-vaginale est de 3.33 p. 100; sa valeur thérapeutique est représentée par 20.32 p. 100 de femmes exemptes de récidives au bout de 2 ans.

La mortalité opératoire de l'amputation supra-vaginale est de 8.93 p. 100; sa valeur thérapeutique est représentée par plus de 50 p. 100 de femmes exemptes de récidives au bout de 2 ans (?).

CHAPITRE IV

PARALLÈLE ENTRE LES DEUX MÉTHODES

Un premier point qu'il nous paraît utile d'établir avant de discuter la valeur comparée des deux méthodes est la légitimité de l'intervention chirurgicale dans le cancer de l'utérus. A la Société de chirurgie (séance du 17 octobre), M. Desprès, répondant à M. le Prof. Verneuil, a soutenu que toutes les opérations dirigées contre le cancer utérin, qu'il s'agisse d'opérations limitées au col ou d'opérations complètes, sont absolument inutiles. A l'appui de son dire il rapporte deux faits dans lesquels les malades ont survécu pendant quatre ans. « Que serait-ce, a-t-il ajouté, si je faisais entrer en ligne de compte certains cancers végétants, bien nommés cancers glandulaires, qui donnent des survies de six, sept ans et davantage ! » Certes M. Desprès aurait pu trouver dans la littérature française et étrangère des cas de longévité encore plus remarquables. C'est ainsi, par exemple, que Courty écrit : « J'ai vu très positivement des femmes ne succomber aux progrès de leur cancer utérin que plusieurs années, parfois même sept à huit ans après l'époque probable où il avait commencé à se développer » (1). Barker (2) rapporte même l'exemple d'une femme chez laquelle il a diagnostiqué un carcinome il y a onze ans et qui peut encore aller au théâtre et à l'église quoique l'utérus soit presque complètement détruit. Emmet (3) dit également avoir soigné des malades chez lesquelles l'affection a duré cinq, six, huit ans. Ce sont

(1) Courty. *Loc. cit.*, p. 1160.

(2) F. Barker. Some clinical observat. on the malignant diseases of the uterus. *Americ. Journ. of Obstet.*, novembre 1870.

(3) Emmet, *Loc. cit.*, p. 513.

là des faits que l'autorité des observateurs précédents nous oblige à admettre sans discussion, mais il nous sera bien permis de les considérer comme très exceptionnels ; et M. Desprès lui-même qui regarde ces formes à évolution lente comme propres aux vieilles femmes, admet que chez les malades jeunes, encore bien réglées, la marche du mal est très rapide, enfin que chez les femmes d'un âge moyen, de 40 à 50 ans, sa durée ne dépasse guère un an. Il est d'accord en cela avec la plupart des gynécologues. Pour Lebert, la durée moyenne est de 16 mois, pour Aran de 16 à 18, pour Gallard de 24 (et encore, dit-il, près de la moitié des femmes, 29 sur 65, succombent dans le cours de la première année), pour Courty de 16 à 17, pour Schrœder et Güsserow de 12 à 18 mois tout au plus, pour Simson de 2 ans à 2 ans 1/2, pour Barker de 3 ans et 8 mois, ce qui nous donne une moyenne de 22 mois, chiffre qui est supérieur à celui accepté par le chirurgien de la Charité.

Donc, d'une façon générale, toutes les fois qu'une femme présentera deux ans de survie, elle aura retiré un bénéfice réel de l'opération ; et nous devons faire remarquer qu'alors la survie est en réalité supérieure à ce que nous admettons, car, pour raisonner d'une façon équitable, il faudrait prendre les malades à partir de l'époque où les premiers symptômes du cancer ont été observés, c'est-à-dire quelquefois plusieurs mois avant l'intervention. Or que nous donnent les statistiques, preuves discutables, nous en convenons, mais qui pourtant sont les seuls guides dans des questions pareilles ? Au bout de 2 ans nous trouvons 24 p. 100 de femmes guéries et 58 p. 100 en état de récidive ; il nous manque donc 18 femmes ayant succombé, tandis qu'avec la trop prudente abstention de M. Desprès toutes ou presque toutes seraient mortes. Devons-nous regretter les 24 guérisons et les 58 récidives pour l'obtention desquelles nous avons 18 décès à enregistrer ? Nous ne le croyons pas, et voici pourquoi : les cancers à marche véritablement aiguë qui en 2, 3 mois emportent les malades, ainsi que C. West l'a observé chez des femmes jeunes, peu de temps après la délivrance ou une fausse couche ; les maladies intercurrentes qui chez les cancéreuses prennent un caractère de gravité exceptionnelle, compenseront rapidement cette mortalité de 18 p. 100, signalée peu de temps après l'intervention. Tous ces phénomènes se retrouveront à la période de la récidive, c'est vrai, mais le temps qui s'écoulera entre l'opération et la récidive constituera pour ces malheureuses un phase de bien-être qui suffirait à elle seule pour justifier l'intervention.

Nous croyons donc que non seulement l'opération est légitime, mais qu'encore elle doit être tentée toutes les fois qu'elle ne fait pas courir à la patiente des chances de mortalité supérieures à celles qui résultent de l'évolution habituelle de la maladie. La possibilité d'une guérison radicale, la certitude d'une amélioration plus ou moins longtemps persistante obligent à intervenir aussi bien dans le cancer de l'utérus que dans le cancer des autres organes accessibles au chirurgien. Ce serait reculer trop en arrière que de soutenir et de défendre l'abstention toujours et quand même, et, malgré l'autorité de Velpeau, d'Aran, de Nélaton, de A. Guérin, malgré la vielle doctrine humorale qui ne voyait dans la tumeur cancéreuse qu'une sorte de dérivation contre l'infection générale, il est de notre devoir, étant donnée l'origine primitivement locale du cancer qui est admise par la plupart des pathologistes modernes, de poursuivre sans relâche la maladie et d'imputer chacun de nos insuccès à un vice dans la technique opératoire plutôt qu'à une inaccessibilité du carcinome au traitement chirurgical.

A part M. Desprès, tous les chirurgiens admettent aujourd'hui la légitimité de l'intervention dans le cancer utérin ; ils s'accordent tous sur le principe, mais ils diffèrent sur l'application : Hystérectomie totale toujours disent les uns, jamais disent les autres, quelquefois répondent les éclectiques : telles sont les différentes opinions soutenues. Nous allons essayer de passer en revue les arguments donnés par chaque école et d'en tirer quelques conclusions au point de vue de la valeur comparée et des indications opératoires.

La valeur comparée des hystérectomies totale et partielle nous parait devoir être déduite des trois conditions que doit remplir toute opération : elle doit être bénigne, simple, efficace. La réunion de ces trois qualités constitue l'opération idéale, souvent atteinte aujourd'hui grâce à l'antisepsie, par exemple dans le cas de lipome, de fibrome, pour lesquels l'extirpation est souvent facile, sans danger pour le patient auquel elle procure une guérison définitive. Dans les cas de cancer il n'en est plus de même ; la simplicité, la bénignité se rencontrent encore très fréquemment ; le cancer du sein par exemple est justiciable pendant longtemps d'une opération simple et bénigne, et nous sommes surpris de voir les chirurgiens allemands indiquer une mortalité opératoire de 13.6 0/0 (1). Cette proportion est analogue à celle de l'hystérectomie vaginale ; elle est même supérieure à celle des ablations de l'utérus faites dans ces dernières années. Nous ne pouvons nous l'expliquer qu'en supposant que ces deux opérations ne sont pas faites par les mêmes hommes et que de grosses fautes d'antisepsie sont commises par eux pour la mamelle alors que pour l'utérus ils prennent des précautions toutes différentes. En France, en tous cas, nous sommes loin d'un pareil chiffre. Au dernier Congrès français de chirurgie (mars 1888), M. Cazin (de Boulogne-sur-Mer) a exposé les résultats de sa pratique de 1862 à 1886 : sur 222 cancers du sein (102 squirrhes, 120 encéphaloïdes dont 110 avec lésions ganglionnaires et 82 sans lésions ganglionnaires) il a eu 9 morts, soit 4.05 de mortalité, et encore nous ferons remarquer que ses opérations partent de 1862 et ont été continuées pendant toute une période où l'antisepsie a été plus que rudimentaire. Il n'y a donc aucun doute : les opérations même pratiquées largâ manu contre le cancer peuvent être à la fois simples et bénignes ; mais sont elles efficaces ? Nous répondons oui, si l'on veut entendre par ce mot « efficacité » une amélioration passagère de l'état local et sans rien préjuger de l'avenir ; si au contraire on ajoute à ce terme l'idée d'une guérison radicale, c'est à dire définitive sans récidive locale possible. les conditions sont complètement changées. « Il est bien clair, a dit M. Kirmisson à la Société de chirurgie (séance du 24 octobre 1888) que pas plus pour le cancer de l'utérus que pour celui du sein, de la langue ou de tout autre organe, nous ne pouvons espérer d'être en possession d'un procédé opératoire qui assure la cure radicale ». Nous ne devons donc envisager l'efficacité qu'à un point de vue relatif, bien persuadés que ni l'une ni l'autre des deux hystérectomies ne peut nous assurer la guérison définitive dans tous les cas de cancer même aussi limité que l'on voudra. La seule question à nous poser sera celle-ci : quelle est des deux méthodes celle qui, appliquée dans les mêmes conditions, donne les meilleurs résultats au bout d'un nombre déterminé d'années ? Nous avons accepté le terme de deux ans qui est celui fixé par les chirurgiens allemands comme indiquant sinon une guérison définitive du moins comme permettant d'espérer des récidives rares.

(1) V. S. Pozzi. *Loc. cit.* Statistique de Kuester : congrès des chirurgiens allemands (12e session, 1883).

Personne, croyons nous, n'émet de doute au point de vue de la bénignité; l'hystérectomie partielle est à l'heure actuelle plus bénigne que l'hystérectomie totale. Le raisonnement et l'expérience le démontrent : nous avons eu 2 morts sur 60 cas, soit 3.33 p. 0/0.

L'amputation supra-vaginale (modifiée ou non) donne une proportion plus élevée ; Schrœder a 13 morts sur 150 opérées, soit 12.3 p. 100 ; Spencer Wells (1) accuse 1 décès sur 6 opérations ; Baker est intervenu 10 fois sans perdre aucune femme ; en France nous trouvons 9 opérations avec un mort ; soit 130 cas avec 14 morts, c'est à dire 10.76 p. 100.

L'hystérectomie totale fournit une mortalité bien supérieure : pour les 193 cas publiés en France nous trouvons 28.71 p. 100 : par opérateur elle a donné entre les mains de M. Péan 18.42, de M. Bouilly 24.14 ; de M. Richelot 37.5 ; de M. Terrier 19.04 ; soit 24,775 p. 100 en moyenne. En Allemagne nous trouvons 16.46 p. 100 sur un total de 1605 cas. Peu à peu toutes ces moyennes baissent beaucoup ; en Allemagne on arrive au chiffre de 9 p. 100 en choisissant les opérateurs ; en France par la même méthode nous trouvons 5.88 p. 100 dans le cours de l'année 1888.

La mortalité décroit donc d'une façon très rapide à mesure que la technique se perfectionne, que l'expérience devient plus grande, que les cas sont mieux choisis. Nous devons donc nous demander si elle sera jamais égale ou inférieure à celle de l'hystérectomie infra-vaginale ; il est évidemment impossible de prédire ce qui se passera dans 4 ou 5 ans ; toutefois nous croyons qu'il est permis de formuler cette opinion : entre les mains du même chirurgien, opérant des cas analogues avec des précautions identiques, la mortalité opératoire sera toujours, quoique dans des proportions peut-être très faibles, plus élevée pour l'hystérectomie totale que pour l'hystérectomie infra-vaginale.

Nous ferons la même remarque à propos de l'amputation conoïde de Récamier qui n'expose à aucun des accidents signalés dans l'amputation de Schrœder.

La léthalité immédiate n'est donc pas un argument suffisant contre l'hystérectomie totale ; et, à la condition de ne la mettre en pratique que dans les cas où l'amputation partielle est notoirement insuffisante,

(1) SPENCER WELLS. *Brit. med. Journ.*, déc. 1888.

elle nous paraît avoir des droits acquis à faire partie des méthodes chirurgicales dirigées contre le cancer de l'utérus.

Mais si elle tend à devenir bénigne, elle reste toujours une opération difficile et nécessite une grande habileté chirurgicale sans compter un outillage qui, pour certains cas, est fort compliqué. M. Verneuil a tracé un tableau saisissant des deux méthodes rivales envisagées sous le rapport de la simplicité ; nous ne pouvons mieux faire que de le reproduire : « L'hystérectomie totale où tout est malaisé : l'antisepsie préalable comme l'antisepsie post-opératoire ; l'extirpation elle-même, quand la matrice est volumineuse ou adhérente ; l'hémostase sur laquelle les avis sont très partagés, où la moindre faute dans l'acte opératoire comme dans les soins ultérieurs peut entrainer la mort, où les opérateurs les plus exercés ont déjà déchiré la vessie, perforé l'intestin, ouvert ou comprimé les uretères, etc. et l'hystérectomie partielle pour laquelle il n'est pas besoin d'avoir reçu une éducation chirurgicale supérieure, qu'on pratique sans apparat, sans autres préparatifs que quelques lavages antiseptiques faits avant l'opération, répétés deux ou trois fois pendant sa durée et pour lesquels suffisent amplement deux litres de solution phéniquée ; avec le concours de trois aides tout à fait ordinaires, dans la première salle venue d'un hôpital quelconque, ou dans une chambre d'hôtel, ou dans le logis d'un ouvrier, pour laquelle les soins consécutifs sont tout à fait insignifiants et qui enfin n'expose qu'à des accidents opératoires fort rares et contre lesquels d'ailleurs on n'est pas désarmé. » Cet argument est purement humanitaire : mais il nous paraît gros de conséquences pratiques. S'il est démontré, et pour nous le fait est certain, que l'amputation du col est efficace dans la forme superficielle du cancer de l'utérus, le médecin est autorisé à intervenir dès que le diagnostic anatomique est porté, c'est-à-dire souvent au début alors que la guérison est très possible. De la sorte la malade ne sera plus soumise à ces cautérisations multiples qui, quelquefois anodines, souvent dangereuses, font en tous cas perdre un temps précieux pendant lequel le cancer progresse d'autant plus vite qu'il est plus fréquemment irrité. Peut-être alors les cas inopérables qui constituent l'immense majorité des carcinomes utérins deviendront-ils plus rares ! Cette conséquence aura bien sa valeur même pour les « virtuoses de la chirurgie » pour qui la meilleure opération n'est ni la plus simple, ni peut-être la plus bénigne, mais la plus efficace.

Cette question de la valeur thérapeutique, la plus importante dans l'espèce, est autrement difficile à juger, car les éléments nous manquent du moins en ce qui concerne l'hystérectomie totale pour la France, aussi sommes nous obligés d'avoir recours à l'étranger. Le mémoire d'Hofmeier auquel nous avons déjà fait plusieurs emprunts nous est d'un grand secours; voici ce que fournit d'après lui la comparaison entre les deux méthodes :

Au bout d'un an, hyst. part...	51	0/0
— — — totale.	48	0/0
Au bout de deux ans, hyst. part..	46	0/0
— — — totale.	21.1	0/0
Au bout de trois ans hyst. part..	42	0/0
— — — totale.	26	0/0
Au bout de quatre ans hyst. part..	41.3	0/0
— — — totale.	0	

A première vue la conclusion qui découle de cette statistique semble paradoxale, ainsi que le dit M. Pozzi : l'hystérectomie partielle donnant une survie plus longue que l'hystérectomie totale. Mais en étudiant de plus près les faits on arrive à conclure comme le fait du reste Hofmeier lui-même, qu'il n'y a là rien de paradoxal. Les raisons en sont faciles à saisir : 1° les cas dans lesquels l'hystérectomie totale a été pratiquée n'étaient plus justicables de l'hystérectomie partielle, fût-elle supra-vaginale, à cause de l'étendue des lésions ; 2° les cancers soumis à l'hystérectomie partielle n'appartenaient pas à la même variété que ceux opérés par l'extirpation totale.

Nous avons vu que dans le cancroïde superficiel, le corps n'est pris que tardivement au lieu d'être rapidement envahi comme dans le carcinome cervical. Si donc l'on intervient de bonne heure pour le cancroïde, nulle nécessité d'extirper le corps de l'utérus qui est sain et Schrœder ne le fait pas ; au contraire pour le cancer sous-muqueux, la lésion est déjà souvent très avancée lorsqu'on la constate et l'opération, même pratiquée largâ manu, ne saurait plus avoir la même efficacité, d'où la mort de toutes les femmes soumises à l'hystérectomie totale après 4 ans, tandis que les autres survivent encore dans la proportion de 41.3 p. 100. Certes, ainsi que le fait remarquer M. Pozzi, si tous les cas avaient été traités par l'hystérectomie totale au lieu de l'être par l'hystérectomie partielle, ils n'auraient pas récidivé plus rapidement. Cela nous paraît indiscutable; mais s'il est juste de dire que la récidive ne se serait pas faite plus rapidement, il faut ajouter qu'elle ne serait pas non plus survenue plus tardivement puisque le corps de l'utérus n'était pas malade. Alors à quoi bon l'enlever ? ce qui nous amène à conclure : l'hystérectomie totale aurait été aussi bonne que l'hystérectomie partielle, mais pas meilleure ; donc, étant donné sa gravité plus grande, elle n'était pas indiquée.

C'est cette différence dans les cas qui nous rend une comparaison presque impossible entre les procédés. Il faudrait pour pouvoir établir la balance avoir un certain nombre de faits absolument identiques (âge de la malade, antécédents héréditaires, personnels, morbides forme, durée, étendue du cancer, etc., etc.), traités les uns par une méthode, les autres par une autre et suivis pendant un laps de temps suffisant. Dans ces conditions, mais dans ces conditions seulement, si Mmes X... survivaient plus longtemps sans récidives que Mmes Y... on serait en droit de dire que l'opération appliquée aux premières est plus efficace que celle appliquée aux secondes. Ce n'est donc que pour fixer les idées que nous avons donné le chiffre de 24 p. 100 comme guérisons après l'hystérectomie totale (Hofmeier) et de 20.32 p. 100 après l'hystérectomie partielle (moyenne tirée de la statistique française); nous n'y ajoutons pas d'autre importance au point de vue de la valeur comparée attendu que les deux ordres de faits sont loin d'être calqués l'un sur l'autre.

Aussi au lieu de chercher à faire un tableau matériellement impossible, il nous paraît préférable d'enregistrer les bons résultats obtenus par chaque méthode. Or beaucoup de chirurgiens possèdent derrière eux un certain nombre de guérisons prolongées pour des cancers reconnus tels cliniquement et histologiquement, et le nombre de ces faits rend le pronostic des carcinomes du col comparable aux meilleurs pronostics des autres carcinomes; celui du cancroïde superficiel par exemple qui donnerait 46 p. 100 de guérisons après 2 ans, contre 54 p. 100 de récidives est certainement aussi favorable que le cancroïde des lèvres pour lequel cependant l'exérèse est presque toujours limitée à 1 cent., 1 cent. 1/2 en dehors des limites apparentes du mal.

SUCCÈS THÉRAPEUTIQUES

Hystérectomie totale : Martin a 30 malades vivantes sans récidive, opérées depuis 3 ans (20), depuis 4 ans (5), depuis 5 ans (3), depuis 6 ans (2); Schrœder en a 11, depuis 2 ans (7), depuis 3 ans (4); Fritsch en a 9, depuis 2 ans (7), depuis 3 ans (3) : Léopold en a 7, depuis 2 ans (5), depuis 3 ans (2) ; Olshausen en a 4, depuis 7 ans (1), depuis 5 ans (3) ; Terrier en a 2, depuis 3 ans et 5 mois (1), depuis 2 ans et 5 mois (1) ; Dudon en a 1, depuis 4 ans et 5 mois ; Trélat en a 1, depuis 3 ans et 4 mois ; Richelot en a 1, depuis 2 ans et 1 mois ; Demons, Bouilly, Tédenat chacun 1 depuis 2 ans.

Amputation supra-vaginale.— Schrœder a 33 malades sans récidives depuis 2 ans (13), depuis 5 ans (6), depuis 4 ans (7), depuis 5 ans (4), depuis 6 ans (2), depuis 7 ans (1) ; Baker en a 8, depuis 2 à 4 ans (2), de 4 à 8 ans (6) ; Marchand en a 1 (3 ans), Tédénat 1 (4 ans).

Amputation conoïde.—Hegar a opéré une femme qui est restée 3 ans 1/2 sans récidive ; M. Tillaux en a 1 cas datant de 3 ans 6 mois.

Amputation infra-vaginale. Dans le mémoire de Paulick nous trouvons 29 femmes exemptes de récidive au bout de 2 ans ; 2 au bout de 12 ans ; 1 au bout de 19 ans 1/2. M. Verneuil en a qui datent de 7 ans (1), de 5 ans (1), de 3 ans (1) ; il en a même 2, l'une datant de 6 ans et l'autre de 3 ans, qui, à cette époque, ont présenté une récidive dans les ganglions pelviens; M. Polaillon a 2 cas de guérisons depuis 5 ans (1), depuis 7 ans (1). M. Marchand a 2 cas de longue survie sans récidive, l'un depuis 5 ans, l'autre depuis 7 ans ; M. Schwartz en a 1 qui date de 4 ans.

Ces cas qu'il nous serait facile de multiplier si nous voulions prendre les observations de Demarquay, d'Amussat (avec examens histologiques faits par Robin), de M. Labbé, etc., prouvent surabondamment, à moins de nier pour tous l'exactitude du diagnostic ce qui rendrait toute discussion impossible, que toutes les méthodes possèdent des guérisons avérées, que pour toutes également il y a des récidives, les unes rapides, les autres lentes, sans qu'il soit possible de préciser toujours les raisons de ces différences. Ils prouvent aussi qu'à la condition expresse de bien observer les contre-indications opératoires, la chirurgie possède à l'heure actuelle des moyens capables, sinon de guérir, du moins d'enrayer la marche du cancer de l'utérus pendant plusieurs années.

CONTRE-INDICATIONS

La première contre-indication qui est générale aussi bien pour l'hystérectomie totale que pour l'hystérectomie partielle est la *propagation* du cancer aux organes avoisinant l'utérus. Sans aller jusqu'à dire avec Fritsch qu' « entreprendre des opérations qui ne laissent aucun espoir de guérison, c'est là un sport inhumain », nous considérons que tout cancer ayant envahi les ligaments larges, le rectum, la vessie, le vagin, à la fois ou séparément, n'est plus, à moins de cas exceptionnels, justiciable de l'une ou l'autre intervention. Il est possible que Bardenheuer ait de bons résultats dans des cas difficiles où le néoplasme avait infiltré le vagin, mais les conseils qu'il donne ne nous semblent pas devoir être de longtemps suivis en France. Ce chirurgien pense en effet « qu'un jour viendra où on pourra extirper les reins du côté malade, ainsi que l'uretère, ou bien aboucher l'uretère dans le rectum ; lorsque la vessie est malade on pourrait agir de même avec les deux uretères (1) ». Que dire de la pratique de Luikenheld (2) qui, pour compléter son opération, racle le tissu cellulaire pelvien ! Olshausen a fait, deux années auparavant, l'extirpation totale chez une femme, bien que le parametrium gauche fût infiltré et que quatre mois plus tôt, on eût, dans une autre clinique, refusé de l'opérer ; or la femme vit encore ; d'où nous concluons ou que cette femme n'avait pas de cancer ou que les empâtements constatés étaient de nature purement inflammatoire. Martin (3) l'un des défenseurs les plus résolus de l'hystérectomie totale, la rejette cependant lorsque le cancer n'est plus limité. « L'opération dans ces cas n'offre non seulement pas la moindre chance de guérison radicale, mais elle présente des difficultés d'exécution extraordinaires ; le danger de l'intervention est d'ailleurs bien plus considérable que lorsque

(1) HEGAR. *Loc. cit.*, p. 311.
(2) HEGAR. *Loc. cit.*, p. 311.
(3) MARTIN. *Loc. cit.*, p. 374.

l'utérus est encore mobile et libre de toute adhérence. J'ai tenté l'extirpation totale dans 28 cas où les carcinomes s'étaient étendus bien au delà de l'utérus ; 18 d'entre les femmes sont mortes dans les quinze premiers jours et cependant il n'était resté que peu de choses en fait de tissus dégénérés ; elles succombèrent en partie à l'étendue des lésions opératoires, en partie à la septicémie, en partie aux conséquences de l'anémie et de la cachexie. C'est précisément dans les cas de ce genre que les hémorrhagies sont faciles et abondantes et que l'hémostase rencontre des obstacles considérables dans la fragilité des tissus à lier. » En France M. Terrier est intervenu dans six cas de cancers propagés ; une de ses opérées (obs 15 de son mémoire) (1) est morte de péritonite ; les cinq autres ont survécu mais pour peu de temps : 11 mois 1/2 (obs. IV) ; 1 mois (obs. X) ; 8 mois (obs. XII) ; 9 mois (obs. XVII) ; 2 mois 1/2 (obs. XVIII) ; toutes sont donc mortes dans le cours de l'année qui a suivi l'opération.

L'hystérectomie incomplète ne vaut donc pas « grand'chose (2) », comme résultats thérapeutiques ; elle est, en outre, très meurtrière (64.32 0/0, Martin), c'est dire qu'elle est à rayer du cadre thérapeutique ; nous en exceptons bien entendu quelques rares indications auxquelles seule elle peut répondre. C'est la conclusion à laquelle arrive M. Richelot dans une note qu'il a bien voulu nous remettre et pour laquelle nous le prions d'agréer tous nos remerciements. « Toutes les fois, dit-il, qu'on a pu reconnaître une propagation, si petite qu'elle soit, aux annexes de l'utérus, l'hystérectomie totale est formellement contre-indiquée. Il est vrai qu'au début, avec plusieurs chirurgiens étrangers, avec mon ami Terrier en France, je n'ai pas considéré comme absolument illégitime l'hystérectomie vaginale faite à titre palliatif, c'est-à-dire en laissant du tissu morbide dans les parties voisines. Mais ma complaisance pour cette opération n'allait pas bien loin ; M. de Madec le dit dans sa thèse. « L'hystérectomie vaginale palliative est une opération de valeur contestable. A priori elle est la plus parfaite des opérations palliatives, car c'est elle qui enlève le plus largement les tissus morbides, et qui semble avoir le plus de chances de retarder les progrès du cancer. Malheureusement elle n'est pas toujours praticable, et il peut se faire que l'ayant entre-

(1) F. Terrier. *Soc. chir.* Tableau des opérat. incomplètes.

(2) F. Terrier. *Rev. chir.* mai 1888. p. 353.

prise, l'opérateur soit contraint de s'arrêter. De plus elle a des périls contre lesquels on ne peut pas toujours se prémunir.... L'amputation sus-vaginale est moins dangereuse, puisqu'elle n'offre pas les mêmes difficultés d'exécution et n'ouvre pas le péritoine ; l'hémostase est plus facile et le choc traumatique moins à craindre... L'ablation totale est séduisante, à supposer qu'elle réussisse, mais l'ablation partielle paraîtra souvent plus sage. Du moment qu'on laisse de la tumeur, le bénéfice de l'ablation totale n'est pas énorme, et s'il y a doute, il vaut mieux choisir l'intervention la plus innocente.

Etant donné que, dans les cancers envahissants, nous ne pouvons intervenir que par une opération discrète, il s'agit de savoir quels seront l'étendue et le mode de cette intervention. Je pense qu'entre l'hystérectomie totale et le simple curage il y a place, dans certains cas déterminés, pour une autre opération. Quand l'épithélioma n'a pas encore détruit le col et largement infiltré les annexes, quand le museau de tanche a encore un peu de saillie et de mobilité, quand on peut, malgré les traînées qui les relient aux ligaments larges, le saisir doucement et l'isoler dans une certaine mesure, il est bon d'inciser les culs-de-sac vaginaux et de monter le plus haut possible. On traverse plus ou moins les tissus morbides, on fragmente avec les ciseaux le segment inférieur qui se déchire, ou laisse des parcelles de cancer adhérentes aux organes dangereux, puis on termine en portant la curette vers le fond de l'utérus pour enlever tout ce qui est friable et nettoyer le champ opératoire : *c'est une amputation sus-vaginale irrégulière.*

Si l'hystérectomie totale nous paraît formellement contre-indiquée il en est à peu près de même de l'hystérectomie partielle. Cette dernière n'est guère meilleure que sa rivale : ses résultats immédiats sont moins graves mais les suites en sont tout aussi lamentables. Nous ne faisons pas courir grand danger à la femme, c'est vrai, mais en retour quels bénéfices lui procurons nous ? Ceux que l'on donne en général aux noli me tangere, c'est à dire une poussée aiguë. La partie est perdue d'avance ; mieux vaut nous avouer vaincus et nous contenter d'une thérapeutique absolument innocente dont les différents procédés sont englobés sous le nom général de pansements ; la sagacité et le dévouement du médecin trouvent encore dans ce but suffisamment d'éléments pour s'exercer et parviennent quelquefois à amener des améliorations inespérées (1). Dans les cas où des hémorrhagies fréquentes, une septicémie vaginale intense menacent les jours de la malade d'une façon rapide, on est autorisé à intervenir par des méthodes anodines ; la résection des bourgeons cancéreux, le grattage des ulcérations avec cautérisation ignée nous paraissent préférables à l'amputation supra-vaginale. A quoi bon essayer d'enlever quelques grammes de plus ou de moins de tissu cancéreux lorsqu'on est obligé d'en laisser une bonne partie dans la plaie ? A quoi bon s'exposer à blesser la vessie alors même que la fistule consécutive se ferme en général facilement ? Le seul but qu'on se propose c'est d'instituer un traitement symptomatique ; bornons nous donc aux moyens les plus simples, les moins dangereux et dont l'expérience a montré la valeur thérapeutique contre les accidents à poursuivre.

L'immobilité ou mieux le défaut de mobilité parfaite de l'utérus est également une contre-indication aux deux méthodes. Ou bien en effet cette immobilité est due à des lésions néoplasiques dans les ligaments larges, c'est-à-dire que le cancer est propagé ; ou bien elle est due à des adhérences inflammatoires le plus souvent très difficiles à diagnostiquer, malgré les antécédents de la malade. Voici comment Martin apprécie l'hystérectomie dans les cas d'utérus fixes. « Les adhérences avec les organes voisins, seraient-elles de nature non carcinomateuse, entravent extraordinairement l'extirpation vaginale. Mais alors même qu'on surmonte ces obstacles et qu'on arrive à détacher les soudures qui s'étendent à partir du vagin dans tout l'espace de Douglas, il reste toujours ce fait grave que ces soudures représentent des surfaces saignantes, très compromettantes pour le processus curatif. Il ne se produit que trop facilement des hémorrhagies et des sécrétions profuses ; de plus ces surfaces déchiquetées ne guérissent pas sans réaction inflammatoire et sont un terrain des plus favorables pour la multiplication des germes septiques qui de là gagnent le péritoine ». M. Demons émet la même opinion en disant « si l'utérus est fixe ou peu mobile, l'opération sera impossible ou hérissée de difficultés » (2). Ces appréciations de deux chirurgiens, également

(1) Voir à ce sujet : *Nouvelles archives d'obst. et de gynéc.*, 1888, p. 111. Traitement palliatif du cancer utérin inopérable, par Mme GACHES-SARRANTE.

(2). DEMONS, *Rev. de chir.* Année 1884, p. 637.

partisans de l'hystérectomie vaginale, nous sont précieuses et étaient notre opinion qui est encore l'abstention opératoire pure et simple. Pourquoi faire l'amputation partielle ? Elle ne pourrait d'abord être pratiquée qu'in situ, c'est à dire au moyen d'instruments qui placés à une profondeur pareille ne permettraient pas de voir où porte la section et de se rendre compte si les limites du mal sont franchies. Certes Gallard recommandait de ne jamais abaisser l'utérus dans les amputations du col qu'il pratiquait au moyen de l'anse galvanique; mais quelle que fût l'habilité de ce gynécologiste, nous nous sommes laissé dire que si ses résultats opératoires étaient bons ses succès thérapeutiques laissaient beaucoup à désirer ; une des principales raisons en est peut-être qu'il opérait forcément à l'aveugle. Au lieu donc de faire une opération peu précise dans ses limites et par suite presque sûrement entachée de nullité sur un utérus prédisposé à des poussées inflammatoires nous préfererions recourir à des pansements appropriés

La question de la grossesse demanderait de plus amples développements que ceux qu'il nous est possible de lui accorder dans ce chapitre où nous ne faisons pour ainsi dire qu'énumérer les contre-indications (1). Ce problème dans lequel à l'intérêt de la mère vient se joindre celui du fœtus est extrêmement difficile à résoudre. D'une façon générale on peut dire que toutes les fois où ces opérations n'auront pas pour but la cure radicale ou du moins la suppression d'accidents rapidement mortels, elles doivent être proscrites, attendu que l'une d'entre elles sacrifie forcément l'enfant et l'autre l'expose à une expulsion prématurée (7 fois sur 17); cette dernière serait donc encore la moins mauvaise, et la simple ablation de choux-fleurs saignants ou sécrétant un ichor fétide nous semble légitimée par l'intérêt de la mère. Mais si le cancer est limité, s'il est susceptible d'une éradication complète, faut-il intervenir, et de quelle façon ? L'opinion de la mère discrètement prévenue nous parait être d'un grand poids ; beaucoup de femmes, étant donné surtout qu'on ne peut les éclairer d'une façon précise sur la nature exacte de leur mal, refusent catégoriquement toute intervention. (Dans le seul cas analogue où Martin a eu à discuter l'hystérectomie, la mère s'est opposée à l'opération.) Si le consentement est acquis, la conduite à

(1) V. Thèse d'agrégat. de BAR, Paris, 1886.

tenir nous paraît liée au volume de l'utérus et par conséquent à l'âge de la grossesse. Lorsque la conception est récente et que le volume de la matrice n'est pas trop grand pour empêcher son passage à travers les voies naturelles, nous croyons qu'un chirurgien, mû par l'espoir d'une cure radicale, sûr de son antisepsie, pourvu d'un outillage complet, familiarisé avec l'hystérectomie, est autorisé, malgré les conditions différentes de la circulation de l'utérus et du petit bassin, à tenter l'extirpation totale de préférence à l'amputation partielle qui nous paraît contre-indiquée dans ce cas par l'absence de renseignements sur les limites du néoplasme. (Cette opération a été pratiquée dans ces conditions par M. Terrier (Obs. XVII) qui n'avait pas diagnostiqué la grossesse. Guérison immédiate mais récidive rapide). Au contraire, lorsque l'utérus est plus développé, lorsque l'hystérectomie nécessite un avortement préalable, dans une période avancée de la grossesse, nous croyons que bien peu de chirurgiens se résoudront à une pareille intervention qui tue certainement un des deux êtres et ne procure qu'une guérison problématique au second. Mieux vaut, ce nous semble, attendre la fin de la grossesse où alors une décision peut être prise suivant l'étendue du cancer. Si l'accouchement paraît possible par les voies naturelles ou bien le provoquer ou bien l'activer, au moment du travail, par une application de forceps ou une version suivant les cas; s'il ne peut se faire ainsi qu'au prix de la mort certaine de la mère, recourir à l'opération césarienne dont la mortalité ne dépasse guère 20 p. 100 et qui sauve 7 enfants sur 10.

A côté de ces contre indications opératoires qui ont été beaucoup discutées, il en est quelques-unes qu'il suffit de signaler, car elles sont admises par tous les chirurgiens: la cachexie cancéreuse, les lésions viscérales et en particulier celles des reins si fréquentes et si souvent méconnues, l'augmentation trop considérable du volume du corps utérin (cancer ou fibromes), l'étroitesse du vagin.

Si l'on veut bien tenir compte de la fréquence de ces contre-indications et en particulier des deux premières, on verra que les indications de l'hystérectomie (totale ou partielle) se trouvent singulièrement restreintes. De la sorte le nombre des opérations diminuera beaucoup; celui des guérisons restant stationnaire, les victimes seules seront moins nombreuses.

L'indication sine quâ non de l'hystérectomie est donc la limitation exacte du cancer de l'utérus, reconnue après examen à l'état de veille et à l'état de sommeil chloroformique. Majs alors à laquelle des deux opérations accorder la préférence? Les limites intra-utérines de la tumeur peuvent seules décider. L'anatomie pathologique nous enseigne que d'une façon générale le cancroïde de la portion vaginale ne pénètre pas profondément. C'est donc une première notion en faveur de l'amputation partielle dont l'efficacité est démontrée par les faits. Elle nous apprend au contraire que le carcinome de la muqueuse intra-cervicale a des tendances à envahir rapidement le corps de l'utérus; a priori l'hystérectomie totale dont la léthalité opératoire n'est plus une contre-indication, est donc seule capable de couper au devant du mal; nous en dirons autant pour le nodule carcinomateux qui diffuse en tous sens. Mais ces ces indications sont trop vagues; elles demandent à être précisées davantage par un diagnostic topographique qui, impuissant dans quelque cas, peut dans d'autres nous éclairer complètement. Le toucher intra-utérin, précédé de l'incision bilatérale du museau de tanche ou mieux de la dilatation, est seul capable de nous donner cette notion. En nous indiquant les limites supérieures du néoplasme, il nous permettra de porter l'instrument tranchant à 1 ou 2 centimètres au-dessus, de proportionner en un mot l'étendue de l'exérèse à l'étendue de la lésion, et peut-être contribuera-t-il à supprimer cette distinction entre l'hystérectomie partielle et l'hystérectomie totale également bonnes ou également mauvaises suivant les cas, pour ne plus nous laisser qu'en présence de l'opération *suffisante* qui, seule, est l'opération de choix.

CONCLUSIONS

I. — Les bases scientifiques sur lesquelles nous parait reposer l'appréciation des deux méthodes rivales, sont l'anatomie pathologique et le diagnostic topographique.

II. — L'anatomie pathologique nous enseigne qu'il existe dans le col de l'utérus trois variétés de cancer, au moins au début : l'une superficielle, l'autre cavitaire, la troisième parenchymateuse. Ces trois formes ont, dans la majorité des cas, une évolution différente : La première envahit la surface du col, les parois du vagin, et n'a que très peu de tendance à remonter vers les parties profondes du col et vers le corps. La seconde s'étend surtout en hauteur et l'ulcération creuse peu à peu de bas en haut la paroi utérine en respectant longtemps l'orifice cervical externe ; de sorte que lorsqu'elle devient appréciable à l'examen, les désordres sont déjà souvent très étendus du côté du corps. Enfin la troisième variété envahit indistinctement la surface vaginale ou la surface cavitaire ; sa marche se fait tantôt dans un sens, tantôt dans un autre, sans ordre, sans régularité. A une période avancée ces trois formes se confondent et il devient impossible de dire par laquelle le cancer a débuté.

Cette distinction souffre de nombreuses exceptions ; la combinaison des formes, la rapidité d'évolution variable avec l'âge, avec les conditions physiologiques ou morbides de l'utérus, font que l'anatomie pathologique, encore imparfaitement connue, ne peut que donner des indications générales qui, précieuses en théorie, sont insuffisantes pour la pratique.

Histologiquement l'épithélioma glandulaire semble être moins rapide dans sa marche que l'épithélioma papillaire et surtout que le carcinome encéphaloïde.

III. — Le vrai critérium réside dans le diagnostic anatomique et surtout topographique qui permet d'appliquer au cas particulier les préceptes généraux qui régissent la thérapeutique chirurgicale des cancers et que M. Verneuil formule en ces termes : « proportionner l'étendue de l'exérèse à l'étendue de la lésion ». Les renseignements qu'il fournit ne sont pas toujours absolument précis et l'on ne saurait affirmer que l'on va dans tous les cas sectionner à tant de centimètres au-dessus du mal. Toutefois, si cet idéal est encore loin d'être atteint, nous croyons que le chloroforme pour les propagations en dehors de l'utérus, le toucher intra-utérin pour les limites supérieures du néoplasme dans la cavité utérine, permettront de mieux préciser les indications et les contre-indications opératoires.

IV. — L'hystérectomie totale devient une opération de moins en moins grave à mesure que la technique se perfectionne et que les mauvais cas sont éliminés. Pendant l'année 1888, MM. Péan, Bouilly, Terrier, Richelot, sont arrivés à une mortalité de 5.88 p. 100. La léthalité immédiate qui dans les cancers limités, est d'environ 15 p. 100 ne contre-indique donc nullement cette opération qui pour les cancers propagés est à rayer du cadre de la thérapeutique chirurgicale, à moins d'indications exceptionnelles. Son efficacité ne peut pas encore être appréciée d'une façon définitive ; cependant, d'après les documents étrangers, elle donne une guérison constatée au bout de deux ans, dans les proportions de 22 à 24 p. 100 environ.

V. — L'hystérectomie partielle qui comprend trois procédés principaux (amputation infra-vaginale, amputation conoïde de Récamier, amputation sus-vaginale de Schrœder) est encore bien moins grave que la précédente. Son efficacité, à la condition de ne l'employer que dans les cas où elle est indiquée, est à peu près égale : 20.32 p. 100. Elle est seule applicable aux cancers propagés pour lesquels elle ne donne du reste que de mauvais résultats thérapeutiques ; mais du moins elle ne met pas en danger les jours de la malade à laquelle elle procure une amélioration passagère.

VI. — L'une et l'autre méthode ont des indications différentes qui varient avec la forme du néoplasme et surtout avec ses limites supérieures. Quand l'hystérectomie partielle est suffisante, elle nous paraît, en raison de sa simplicité et de sa bénignité plus grandes, devoir être préférée à l'hystérectomie totale qui est la seule bonne pour les cas où le cancer a franchi l'orifice interne : Les indications de l'hystérectomie totale commencent donc là où cessent celles de l'hystérectomie partielle.

INDEX BIBLIOGRAPHIQUE

Aran. — *Leçons cliniques sur les maladies de l'utérus* (recueillies par le Dr Gauchet), Paris, 1858-1859.

— Cancer de l'utérus. (*Gaz. des hôp.*, 11-13 septembre 1860.

Baker. — Traitement du cancer de l'utérus (*Americ. journ. of obstet.* Avril 1883.

Bar. — *Du cancer utérin pendant la grossesse et l'accouchement.* Th. agrég. Paris, 1886.

Berns. — *Deutsche Zeitsch. f. Chir.* 27 Bd., 6 sept. 1888, p. 135 et suiv.

Bétrix. — *Rev. méd. de la Suisse romande*, 15 nov. 1885.

Bœckel. — *Mém. sur la galvano-caustie thermique*, Paris, 1873.

— *Soc. de chir*, 4 juin 1884.

Bouilly. — *Sem. méd.*, 24 nov. 1886.

Brit. med. journ. Revue sur la mortalité après l'extirpat. de l'utérus, 1883, t. I, p. 837.

Bullet. — *Gaz. des hôp.*, 1886.

Bulletins de la Soc. de chir., 1883. Discussion sur l'hyst. totale et l'hyst. partielle dans le cancer du col de l'utérus.

Cornil. — *Journ. de l'anat.*, juillet 1864.

Courty. — *Traité des maladies des femmes.* Paris, 1881.

Czerny. — *Berlin. Klin. Wochensch.*, 1883, nos 46, 47.

Demons. — *Rev. de chir.*, 1884.

Despréaux. — *Du curettage de l'utérus, indicat. et technique.* Th., Paris, 1887.

Doche. — Thèse de Bordeaux, 1884.

Doléris. — *Nouv. arch. d'obs. et de gynéc.*, 1887.

Duncan. — *Med. Times*, 7 février 1885.

Estor. — *Études critique du traitem. du cancer de l'utérus.* Th., Montpellier, 1888.

Fenger (Christian). — *Americ. jour. of obstetric*, janvier 1888.

Féré et Caron. — Statistique des complications du cancer de l'ut. d'après 51 autopsie faites à la Salpêtrière, 1881-83, *Progrès médical*, 1883, n° 52.

Fritsch. — *Archiv. f Ginæk.*, Bd XXIX, Heft 3.

Gaches-Sarraute. — *Nouv. arch. d'obst. et de gynéc.*, 1886, p. 141 et suiv.

Gallard. — *Leçons cliniques sur les maladies des femmes.* Paris, 1873.

Godet. — *Résultats de l'hystér. chir. dans quelques carcin.* Th., Paris, 1886.

Gomet. — *De l'hystérectomie vaginale en France.* Th., 1886.

Grailly Hewitt. — *The diseases of women*, 1882.

Guérin. — *Leçons cliniques sur les mal. des org. génit.* Paris, 1878.

Gusserov. — *Sammlung Klinischer vortrage*, n° 127.

Hache. — *Rev. des sciences médic.* 1887.

Hégar et Kaltenbach. — *Traité de gynéc. opérat.* Trad. P. Bar. Paris, 1885.

Hofmeier. — Ueber Carcin.Statist. *Centralbl. f. Gynæk.*, 1884, p. 412.

— *Zeitschr. f. Gynækologie*, X, 1884.

— *Zeitschr. f. Gynækologie*, Bd XIII, Heft 2, 1886.

Kœberlé. — *Nouv. arch. d'obst. et de gynéc.*, 1886, p. 137 et suiv.

Labbé (L.). — Ann. de gynéc. 1874.

— *Acad. de méd.*, séance du 29 nov. 1887.

Landau. — *Berlin. klin. Wochensch.*, n° 8, 1888.

Lanelongue (de Bordeaux). — *Leçons de clinique chirurgic.*, 1888.

Lisfranc. — *Maladies de l'utérus* (Pauly). Paris, 1836.

Madec (De). — Thèse, Paris, 1888.

Marion Sims. — Traité du cancer du col. *Americ. journ. of obstet.* 1879.

Martin. — Traité clinique des malad. des femmes. Trad. Varnier et Weiss. Paris, 1889.

Monod (G.). — Thèse agrég., Paris, 1883.

Muller (C. J.). — *Centralbl. f. Gynæk.*, 1884, p. 526.

Olshausen. — *Berlin. Klin. Wochensch.*, 1881, n. 35, 36.

— *Berlin. Beitr. f. Gynæk.* 1883.

Pamard. — *Assoc. franç. p. l'avancem. des sciences.* Cong. de Nancy, 1886.

Paquet. — *Soc. de chir.*, 18 mai 1887.

Pawlick. — *Wiener Klinik*, 1882.

Picqué. — Thèse d'agrég., Paris, 1880.

Polaillon. — *Ann. de gynécol.*, 1882.

Pozzi (A.). — Thèse de Paris, 1883.

Pozzi (S.). — *Ann. de gynécol.*, août et septembre 1888.

Reamy (T.-A.). — *Americ. Journ. of obstet.*, 1888.

Reclus. — *Gaz. hebdom. de méd. et de chir.*, 2 nov. 1888.

Ricard. — *Sem. méd.*, 9 février 1887.

Richelot. — *Union médic*, 13 fév., 3 avril, 3 oct., 11 déc. 1887., 22 janv., 27 octobre 1888.

Ruge et Veit. — *Zeitschrift f. Gynæk.* 1881, t. VI ; 1882, t. VII.

Schrœder. — *Malad. des org. génit. de la femme*, 1886 (Trad. Lauwers et Hertoghe).

Schwartz. — *Rev. de chir.*, 1882.

Sécheyron. — *Traité d'hystérot. et d'hystérect. par la voie vaginale.* Paris, 1889.

Sinclair (W.-J.). — *Med. Chronic.*, février 1888.
Spencer Wells — *Brit. med. journ.*, décembre 1888.
Terrier. — *Rev. de chir.*, mai et juin 1888.
Terrillon. — *Bull. génér. de thérapeut.*, 1883.
Tréguier. — Thèse de Bordeaux, 1887.
Valat. — Thèse de Paris, 1888.
Veper. — Thèse de Paris, 1887.
Verneuil. — *Arch. gén. de méd.*, janvier et février 1884.
Vulliet. — *Rev. méd. de la Suisse romande*, 1883.
Wisard. — *Rev. méd. de la Suisse romande*, 13 juillet 1886.

IMPRIMERIE LEMALE ET Cie, HAVRE

www.ingramcontent.com/pod-product-compliance
Ingram Content Group UK Ltd.
Pitfield, Milton Keynes, MK11 3LW, UK
UKHW021227230726
13926UKWH00003B/1296

9 782016 130292